Nicole Schinwald

Immunologische Einflüsse auf die menschliche Persönlichkeit

Nicole Schinwald

Immunologische Einflüsse auf die menschliche Persönlichkeit

Untersuchungen zum Zusammenhang zwischen Polymorphismen in Zytokingenen und schizophrenieartigen Persönlichkeitseigenschaften bei gesunden Personen

Südwestdeutscher Verlag für Hochschulschriften

Impressum/Imprint (nur für Deutschland/ only for Germany)
Bibliografische Information der Deutschen Nationalbibliothek: Die Deutsche Nationalbibliothek verzeichnet diese Publikation in der Deutschen Nationalbibliografie; detaillierte bibliografische Daten sind im Internet über http://dnb.d-nb.de abrufbar.
Alle in diesem Buch genannten Marken und Produktnamen unterliegen warenzeichen-, marken- oder patentrechtlichem Schutz bzw. sind Warenzeichen oder eingetragene Warenzeichen der jeweiligen Inhaber. Die Wiedergabe von Marken, Produktnamen, Gebrauchsnamen, Handelsnamen, Warenbezeichnungen u.s.w. in diesem Werk berechtigt auch ohne besondere Kennzeichnung nicht zu der Annahme, dass solche Namen im Sinne der Warenzeichen- und Markenschutzgesetzgebung als frei zu betrachten wären und daher von jedermann benutzt werden dürften.

Verlag: Südwestdeutscher Verlag für Hochschulschriften Aktiengesellschaft & Co. KG
Dudweiler Landstr. 99, 66123 Saarbrücken, Deutschland
Telefon +49 681 37 20 271-1, Telefax +49 681 37 20 271-0, Email: info@svh-verlag.de
Zugl.: München, Ludwig-Maximilians-Universität, Dissertation, 2008

Herstellung in Deutschland:
Schaltungsdienst Lange o.H.G., Zehrensdorfer Str. 11, D-12277 Berlin
Books on Demand GmbH, Gutenbergring 53, D-22848 Norderstedt
Reha GmbH, Dudweiler Landstr. 99, D- 66123 Saarbrücken
ISBN: 978-3-8381-0340-2

Imprint (only for USA, GB)
Bibliographic information published by the Deutsche Nationalbibliothek: The Deutsche Nationalbibliothek lists this publication in the Deutsche Nationalbibliografie; detailed bibliographic data are available in the Internet at http://dnb.d-nb.de.
Any brand names and product names mentioned in this book are subject to trademark, brand or patent protection and are trademarks or registered trademarks of their respective holders. The use of brand names, product names, common names, trade names, product descriptions etc. even without
a particular marking in this works is in no way to be construed to mean that such names may be regarded as unrestricted in respect of trademark and brand protection legislation and could thus be used by anyone.

Publisher:
Südwestdeutscher Verlag für Hochschulschriften Aktiengesellschaft & Co. KG
Dudweiler Landstr. 99, 66123 Saarbrücken, Germany
Phone +49 681 37 20 271-1, Fax +49 681 37 20 271-0, Email: info@svh-verlag.de

Copyright © 2008 Südwestdeutscher Verlag für Hochschulschriften Aktiengesellschaft & Co. KG and licensors
All rights reserved. Saarbrücken 2008

Produced in USA and UK by:
Lightning Source Inc., 1246 Heil Quaker Blvd., La Vergne, TN 37086, USA
Lightning Source UK Ltd., Chapter House, Pitfield, Kiln Farm, Milton Keynes, MK11 3LW, GB
BookSurge, 7290 B. Investment Drive, North Charleston, SC 29418, USA
ISBN: 978-3-8381-0340-2

Inhaltsverzeichnis

1	**Einleitung**	**3**
1.1	Persönlichkeit	3
1.1.1	(Versuch einer) Definition	3
1.2	Einfluss der Neurotransmitter auf Persönlichkeit	4
1.3	Einfluss der Zytokine auf Neurotransmitter	8
1.4	Schizophrenie	11
1.4.1	Schizotype Persönlichkeit	15
1.5	Psychologische Messinstrumente zur Erfassung von Persönlichkeit	18
1.5.1	Das Minnesota Multiphasic Personality Inventory-2	18
1.5.2	Das Neurotizismus-Extraversions-Offenheits-Fünf-Faktoren-Inventar	20
1.5.3	Das Temperament- und Charakter- Inventar	21
2	**Problemstellung und Zielsetzung**	**23**
3	**Material und Methoden**	**24**
3.1	Probandenrekrutierung	24
3.2	Persönlichkeitsinventare	26
3.2.1	Das Minnesota Multiphasic Personality Inventory-2	26
3.2.1.1	Validitätsskalen des MMPI-2	30
3.2.2	Das Neurotizismus-Extraversions-Offenheits-Fünf-Faktoren-Inventar	32
3.2.3	Das Temperament- und Charakter- Inventar	36
3.3	Laborverfahren	41
3.3.1	Genotypisierung	41
3.3.1.1	TNF-alpha	42
3.3.1.2	IL-2	43
3.3.1.3	IL-4	43
3.4	Statistik	44
4	**Ergebnisse**	**45**
4.1	Darstellung des rekrutierten Probandenkollektivs	45
4.2	Allelfrequenz und Allelverteilung	46
4.2.1	TNF-alpha-Polymorphismus (G308A)	46
4.2.2	IL-2-Polymorphismus (T330G)	47

4.2.3	IL-4-Polymorphismus (C590T)	48
4.3	Persönlichkeitsvariablen	49
4.4	Genotyp und Persönlichkeitsinventare	51
4.4.1	TNF-alpha-Polymorphismus (G308A)	51
4.4.2	IL-2-Polymorphismus (T330G)	54
4.4.3	IL-4-Polymorphismus (C590T)	57
5	**Diskussion**	**59**
5.1	Tumornekrosefaktor-alpha G308A Polymorphismus und schizophreniforme Persönlichkeitsmerkmale	59
5.2	Interleukin-2 T330G Polymorphismus und schizophreniforme Persönlichkeitsmerkmale	68
5.3	Interleukin-4 C590T Polymorphismus und schizophreniforme Persönlichkeitsmerkmale	70
5.4	Kommentar zur Methodik	71
6	**Zusammenfassung**	**73**
7	**Literaturverzeichnis**	**76**
8	**Tabellenverzeichnis**	**94**
9	**Grafikverzeichnis**	**96**

1 Einleitung

1.1 Persönlichkeit

1.1.1 (Versuch einer) Definition

Schon Hippokrates (ca. 400 v. Chr.) unterschied in seiner Säfte-Lehre 4 Temperamente (Sanguiniker, Melancholiker, Choleriker und Phlegmatiker), die sich in Stimmungen und Verhalten grundsätzlich voneinander unterschieden.

E. Kretschmer (1888-1964) entwarf in seinem Buch mit dem Titel „Körperbau und Charakter" eine Konstitutionslehre, in der er ausgehend vom Körperbautyp auf den jeweiligen Charakter zu schließen versuchte.

Eine den heutigen Ansichten schon sehr nahe stehende Auffassung wurde durch Kurt Schneider (1887-1967) vertreten (Möller, 2001). Seiner Ansicht nach setzt sich Persönlichkeit aus verschiedenen Merkmalen zusammen, die im jeweiligen Individuum unterschiedlich stark ausgeprägt sind. Dementsprechend werden abnorme Persönlichkeitsmuster von ihm als Extremvariante bestimmter Wesensarten aufgefasst.

Heute wird die individuelle Persönlichkeit als die Gesamtheit unterschiedlicher Persönlichkeitszüge sowie Erlebens- und Verhaltensdispositionen gesehen und kann als ein Muster aus charakteristischen Gedanken, Gefühlen und Verhaltensweisen, das eine Person von einer anderen unterscheidet und über Zeit und Situation fortdauert, verstanden werden. Sie verleiht dem Menschen seine unverwechselbare Individualität (Möller, 2001).

Nach ausgedehnten Untersuchungen mit Hilfe von Zwillings-, Adoptions- und Familienstudien, die bereits in den zwanziger Jahren des letzten Jahrhunderts ihren Ursprung nahmen, weiß man heute, dass Persönlichkeit sowohl genetischen als auch umweltbedingten Einflüssen unterliegt. Ein bedeutender Mitbegründer der modernen Persönlichkeitsgenetik ist T.J.Bouchard vom Minnesota Center for Twin and Adoption Research. Nach seinen Untersuchungen an mehr als 2000 Zwillingspaaren ist davon auszugehen, dass der genetische Anteil der Persönlichkeit des Menschen mit 2 Dritteln dem durch die Umwelt bedingten Anteil überlegen ist (Bouchard Jr. und Loehlin, 2001). Eine weitere, groß angelegte Zwillingsstudie, die 14 000 Zwillingspaare und ihre Verwandten einschloss, konnte diese Daten replizieren (Eaves et al., 1999).

1.2 Einfluss der Neurotransmitter auf Persönlichkeit

Im psychobiologischen Modell von Persönlichkeit postulierte Cloninger 4 verschiedene Temperamentdimensionen: *novelty seeking* (= Neugierverhalten), *harm avoidance* (= Schadensvermeidung), *reward dependence* (= Belohnungsabhängigkeit) und *persistence* (= Beharrungsvermögen). Sie sind voneinander unabhängig und neurobiologisch begründbar. Er assoziiert *novelty seeking* mit dem dopaminergen, *harm avoidance* mit dem serotonergen und *reward dependence* mit dem noradrenergen Neurotransmittersystem (Cloninger, 1987). *Persistence* ist die jüngste von Cloningers Temperamentdimensionen und wurde ursprünglich als eine Komponente von *reward dependence* betrachtet (Heath, 1994). Sie ist mit keinem Neurotransmittersystem eindeutig assoziert.

Diese Assoziationshypothese führte zu zahlreichen Untersuchungen an Genpolymorphismen verschiedener Kandidatengene in diesen Neurotransmittersystemen und deren Zusammenhang mit diversen Persönlichkeitsmerkmalen.

Das dopaminerge System ist involviert in das Belohnungssystem des Gehirns. Man nimmt an, dass es bei der Pathogenese von Suchtverhalten eine bedeutende Rolle spielt (Reif und Lesch, 2002). Der als erster und am häufigsten untersuchte Polymorphismus im Dopaminmetabolismus ist eine 48 Basenpaar lange Nukleotidsequenz mit variabler Wiederholung im dritten Exon des Gens des Dopaminrezeptors 4 (DRD 4). 1996 konnten erstmals 2 verschiedene Gruppen eine Assoziation zwischen dem Allel mit siebenfacher Wiederholung des besagten Genabschnitts und der Dimension *novelty seeking*, unabhängig von Alter und Geschlecht der Probanden, feststellen. (Ebstein et al., 1996; Benjamin et al., 1996). Beide Gruppen arbeiteten mit gesunden Freiwilligen. Diese Ergebnisse konnten mehrfach repliziert werden (Ono et al., 1997; Noble et al., 1998).

Auch ein Polymorphismus im Gen des Dopaminrezeptors 3 (DRD3) scheint Einfluss auf Persönlichkeitsmerkmale zu nehmen. So konnte zumindest die homozygote Ausprägung des Restriktionsfragment-Längenpolymorphismus (Unterschiede in DNA-Sequenzen homologer Chromosomen, welche als verschiedene Restriktionsfragmentmuster - z.B. bei der Gelelektrophorese - sichtbar werden, indem durch Mutationen Schnittstellen für Restriktionsenzyme entstehen oder verloren gehen) Bal-I im ersten Exon dieses Gens mit Opiatabhängigkeit assoziiert werden (Duaux et al., 1998). Darüber hinaus scheint eine positive Assoziation zwischen Bal-I und schizophrenen Psychosen zu bestehen (Crocq et al., 1992). Auf genomischer Basis handelt es sich hierbei um eine Basensubstitution, die einen Austausch der Aminosäure Glycin zu Serin verursacht. Das homozygote Vorliegen sowohl der einen als auch der anderen Variante zeigte sich signifikant häufiger bei den Erkrankten als in der Kontrollgruppe. Vor allem das homozygote Vorliegen der für Serin kodierenden Variante konnte mit psychotischer

Symptomatik in Verbindung gebracht werden (Crocq et al., 1992; Mant et al., 1994; Asherson et al., 1996). Eine Arbeitsgruppe reanalysierte 1998 die Daten beinahe aller bis dahin veröffentlichten Assoziationsstudien. Hierbei zeigte der Vergleich zwischen dem Patientenkollektiv und den Kontrollen keinen signifikanten Unterschied. Daraufhin trennte die Untersuchergruppe das Gesamtkollektiv in ethnisch differenzierbare Subkollektive. Unter dieser Vorgehensweise zeigte sich bei Schizophrenen europäisch-kaukasischer Herkunft signifikant häufiger das Vorliegen von Homozygotie gegenüber der ethnisch entsprechenden Kontrollgruppe (Dubertret et al., 1998). In allen übrigen ethnischen Gruppen konnten keine signifikanten Unterschiede zwischen Schizophrenen und Gesunden festgestellt werden. In dieser Arbeit wurde deswegen streng auf die europäische Herkunft der Probanden geachtet, um Verzerrungen des Ergebnisses durch differierende Genotypverteilungsmuster in anderen ethnischen Kollektiven zu vermeiden.

Weiter wurde ein Polymorphismus im Gen der Tyrosinhydroxylase, einem Enzym, das für die Biosynthese von Dopamin benötigt wird, untersucht, bei dem es sich um eine variable Wiederholung eines Tetranukleotids (TCAT) handelt. Träger des T8-Allels zeigten signifikant erhöhte Neurotizismuswerte, wie sie durch das NEO-PI-R Persönlichkeitsinventar erfasst werden, vor allem in den Untergruppen Feindseligkeit und Verletzlichkeit (Persson et al., 1997).

Während es zum noradrenergen System wenig aussagekräftige Untersuchungen gibt, ist der Polymorphismus im Promoter des Serotonintransportergens (5-HTTLPR), einzigartig bei Menschen und Primaten, ein sehr häufig untersuchtes Kandidatengen. Die Aufgabe dieses Serotonintransporters (5-HTT) besteht darin, das extrazelluläre Serotonin aus dem synaptischen Spalt in das präsynaptische Neuron wieder aufzunehmen und somit die Aktivität des Neurotransmitters zu terminieren (Reif und Lesch, 2002). Das serotonerge System nimmt Einfluss auf die Regulation der Nahrungsaufnahme, auf den circadianen Rhythmus sowie auf Aggression, Impulsivität und Gefühle der Angst (Reif und Lesch, 2002).

Das kurze Allel des 5-HTTLPR, das sich vom langen Allel durch eine Deletion von 44 Basenpaaren unterscheidet, führt zu einer verminderten Expression des Serotonintransporters, somit zu einer verminderten Serotoninwiederaufnahme in die präsynaptische Zelle und konsekutiv zu höheren Serotoninkonzentrationen im synaptischen Spalt. Individuen mit homozygoter oder heterozygoter Ausprägung des kurzen Allels zeigten signifikant höhere Werte in *harm avoidance*- und Neurotizismusskalen sowie eine erhöhte Inzidenz an Depressionen bei gleichzeitiger hoher Belastung durch kritische Lebensereignisse (Lesch et al., 1996).

Ein weiterer untersuchter Polymorphismus im Serotoninmetabolismus befindet sich im Tryptophanhydroxylasegen. Die Tryptophanhydroxylase (TPH) ist das limitierende Enzym bei der Synthese des Neurotransmitters Serotonin aus Tryptophan (Fitzpatrick, 1999). Man kennt 2

Isoformen des Enzyms: während TPH1 sich sowohl im Gehirn als auch in peripheren Geweben, wie Herz, Lunge, Niere, Duodenum und Leber, findet, wird TPH2 fast ausschließlich im Stammhirn exprimiert, dem Hauptsitz der Serotonin-produzierenden Neurone (Zill et al., 2004). Da man belegen konnte, dass niedrige Serotoninspiegel mit aggressivem und impulsivem, bis hin zu suizidalem Verhalten einhergehen (Lucki, 1998; Spoont, 1992), wahrscheinlich durch eine fehlende inhibierende Wirkung des Serotonins bei reaktiven Vorgängen auf externe Stimuli verursacht, hat man den Polymorphismus im TPH-Gen, bei dem es sich um einen singulären Basenaustausch von Adenin zu Cytosin handelt, sehr genau untersucht. Nielsen und Kollegen zeigten eine Assoziation zwischen dem C-Allel und einem erniedrigten Serotoninspiegel und postulierten einen Zusammenhang zwischen diesem Allel und einer erhöhten Prädisposition zu suizidalem Verhalten (Nielsen et al., 1994).

Die Arbeitsgruppe um Zill konnte erstmals eine klare Assoziation zwischen einem single nucleotide polymorphism (SNP) im TPH2-Gen und begangenem Suizid demonstrieren (Zill et al., 2004).

Eine weitere Korrelation zeigte sich zwischen den Genvarianten des Serotoninrezeptors 2A (5-HT2A) und dem Auftreten von Sinnestäuschungen. Es handelt sich um eine Basensubstitution von Thymin zu Cytosin und es konnte eine Korrelation zwischen dem C-Allel und dem Auftreten von akustischen und optischen Halluzinationen bei Alzheimerpatienten nachgewiesen werden (Holmes et al., 1998). So könnte man vermuten, dass nicht die Erkrankungsprädisposition einer Psychose selbst, sondern vielmehr die inhaltliche Ausgestaltung derselben durch Varianten im 5-HT2A-Rezeptorgen beeinflusst wird (Rieß und Schöls, 2002).

Von maßgebender Bedeutung sind außerdem Enzyme, die an der Metabolisierung obengenannter Transmitter beteiligt sind. Allen voran sind hier die Monoaminoxidase A und B (MAO-A, MAO-B) und die Katechol-O-Methyltransferase (COMT) zu nennen. Es finden sich mehr und mehr Beweise, dass auch sie Einfluss auf Verhalten und Persönlichkeit nehmen. Demnach führen Veränderungen in den für sie kodierenden Genen zu entsprechend veränderten Verhaltensweisen.

So führt die Inaktivierung der MAO-A bei Mäusen zu einer erhöhten Konzentration von Serotonin, Dopamin und Noradrenalin im Gehirn dieser Tiere (Cases et al., 1995), bei denen ein abnormes Verhalten, im Sinne von erhöhter Aggressivität und offensiverem Sexualverhalten, beobachtet werden konnte (Popova et al., 2000). Am ehesten ist dieser Verhaltensphänotyp auf den veränderten Serotoninmetabolismus zurückzuführen und gibt einen deutlichen Hinweis auf dessen Einflussnahme auf die Regulation von Angst und Aggression (Popova et al., 2000).

Entsprechend dem Mäusemodel führt eine Punktmutation im menschlichen MAO-A-Gen zum sogenannten Brunner-Syndrom. Die Punktmutation führt zur Inaktivierung der MAO-A und somit zu höheren Serotoninspiegeln. Die Betroffenen zeigen leichte geistige Retardierung, die mit auffälligen Verhaltensweisen, wie erhöhtem impulsiv-aggressivem Benehmen, Hypersexualität und suizidalem Verhalten, einhergeht (Brunner et al., 1993). Dies beweisst, dass sowohl erhöhte als auch erniedrigte Serotoninspiegel vermehrt aggressive Persönlichkeitsstrukturen fördern und macht den Serotonineinfluss auf Verhalten und Persönlichkeit deutlich.

Bei einem anderen Polymorphismus in der Promoterregion des MAO-A-Gens konnte eine Assoziation des längeren Allels, das im Vergleich zum kürzeren Allel eine 33 Basenpaar- Insertion aufweist und zu einer vermehrten Expression des Gens führt, mit Panikstörungen gezeigt werden (Deckert et al., 1999).

In den letzten Jahren ist zudem ein Polymorphismus im Gen der COMT in den Mittelpunkt des Interesses gerückt. Es konnten 2 Allele identifiziert werden (G158A). Träger von 2 158A-Allelen wiesen eine verminderte Enzymaktivität im Vergleich zu homozygoten Trägern des 158G-Allels auf (Syvanen et al., 1997; Lachman et al., 1996). Mäuse mit dem homozygoten 158A-Allel zeigten häufiger aggressives Verhalten (Gogos et al., 1998). Auch in einer Studie mit männlichen Schizophrenen, die homozygote Träger des A-Allels waren, konnte ein erhöhtes aggressives Potential, sowohl gegen die eigene Person als auch gegen andere gerichtet, beobachtet werden (Kotler et al., 1999; Lachman et al., 1998). Diese Ergebnisse konnten in späteren Studien nicht mehr repliziert werden, dafür aber konnte eine signifikante Assoziation zwischen dem G-Allel und einer damit einhergehenden höheren Enzymaktivität und Schizotypie in gesunden Probanden gezeigt werden (Avramopoulos et al., 2002). Schizotypie ist ein in der Gesamtbevölkerung in circa 10 % der Fälle auftretendes Merkmal und beschreibt eine diskrete, subklinische Disposition zur manifesten Schizophrenie, wie sie gerade im familiären Umfeld Schizophrener und im individuellen Vorfeld psychotischer Dekompensation beobachtet werden kann (Meehl, 1989; Meehl, 1990).

Da der Zusammenhang zwischen erhöhter COMT-Aktivität und Schizophrenie bereits seit langem bekannt ist (Matthysse et al., 1972; Poitou et al., 1974; White et al., 1976), kann man daraus schließen, dass Schizotypie durch manche, aber eventuell nicht durch alle Genpolymorphismen hervorgerufen wird, die gleichzeitig auch für Schizophrenie prädisponieren. Auf den ersten Blick mag es möglicherweise nicht logisch erscheinen, dass eine erhöhte COMT-Aktivität, die einen vermehrten Abbau von Katecholaminen und somit auch von Dopamin verursacht, eine positive Assoziation mit Schizophrenie zeigt, da die Erkrankung nach der Dopaminhypothese mit hohen Dopaminkonzentrationen einhergeht. Im präfrontalen Kortex allerdings, und genau hier scheint sich der Hauptwirkungsort des COMT-Enzyms zu befinden (Karoum et al., 1994), ist Dopamin entscheidend für die Funktion kognitiver Leistungen, in denen gerade Schizophrene, und häufig auch deren Verwandte, wesentliche Defizite aufweisen (Carter et al., 1998; Callicott et al., 2000). Somit ist der Zusammenhang zwischen erhöhter COMT-Aktivität und Schizophrenie folgerichtig.

Insgesamt belegen zahlreiche Studien den Bezug zwischen Genpolymorphismen im dopaminergen und serotonergen System und Persönlichkeitsmerkmalen.

1.3 Einfluss der Zytokine auf Neurotransmitter

Zytokine sind eine große Gruppe von Polypeptiden, beinhaltend Interleukine (IL, von Leukozyten produziert), Chemokine (aus Phagozyten und dendritischen Zellen), hämatopoetische Wachstumsfaktoren (aus Monozyten und Makrophagen), Lymphokine (von Lymphozyten sezerniert), Interferone (INF, aus T-Zellen und NK-Zellen), Monokine (aus Monozyten und Makrophagen) und Tumornekrosefaktoren (TNF, aus Monozyten, Makrophagen, T-Zellen und NK-Zellen) (Sholl-Franco et al., 2000; Potvin et al., 2008). Sie sind wesentlich an immunologischen und inflammatorischen Prozessen, sowohl unter physiologischen als auch unter pathologischen Bedingungen, beteiligt. Kaum eine andere Gruppe von Botenstoffen beeinflusst zudem auch die Entwicklung, Reifung und Differenzierung des zentralen Nervensystems (ZNS) so stark wie Zytokine. Sowohl in vitro- als auch in vivo-Studien zeigten, dass Zytokine durch pleiotrope Effekte, entweder durch Passieren der Blut-Hirn-Schranke und unmittelbar direkte Rezeptorbindung, oder über indirekte Mechanismen, wie Stimulation der Freisetzung von neurotropen Substanzen, sich auf die neuronale Entwicklung auswirken (Mehler et al., 1996; Licino und Wong, 1997). Darüber hinaus können etliche Zytokine im ZNS selbst exprimiert werden (Wong und Licino, 1994). Beispielsweise kann TNF-alpha aus Gliazellen von gezüchteten Hippocampusneuronen freigesetzt werden (Beattie et al., 2002). Die Freisetzung von TNF-alpha führt zu einer verstärkten Oberflächenexpression von AMPA-Rezeptoren, einer Untergruppe der Glutamatrezeptoren. Diese wiederum sind die verbreitetsten Neurotransmitterrezeptoren im ZNS, spielen eine wichtige Rolle in der synaptischen Plastizität, vermitteln den größten Teil der schnellen, erregenden, synaptischen Übertragung im Säugerhirn und sind wesentlich an der ZNS-Entwicklung beteiligt (Migues et al., 2006). Verminderte TNF-alpha-Spiegel zeigen den entgegengesetzten Effekt im Sinne einer Downregulation von Glutamatrezeptoren (Beattie et al., 2002).
Überdies vermindern IL-6 und TNF-alpha in hohen Dosen die Lebenszeit von dopaminergen Zellen in embryonalen Ratten signifikant, während niedrige Dosen an IL-6 die Lebenszeit von serotonergen Neuronen signifikant verkürzen (Jarskog et al., 1997). Daraus lässt sich schließen, dass Zytokine, abhängig von ihrer Konzentration, Einfluss auf die Lebenszeit monoaminerger Neuronen nehmen und sowohl in der normalen als auch in der pathologischen Entwicklung des zentralen Nervensystems eine Rolle spielen.
Der pleiotrope TNF-alpha, freigesetzt vor allem aus aktivierten Makrophagen, steuert lokale und systemische Entzündungsreaktionen. Über die Ausschüttung von IL-6 vermittelt er die Produktion

von Akute-Phase-Proteinen aus der Leber und fördert unter anderem die Bildung von C-reaktivem Protein (CRP). Zudem ließen sich vielfältige Wirkungen des TNF-alpha auf die Neurotransmittersysteme nachweisen. So beeinflusst er die Noradrenalinausschüttung im Gehirn (Nickola et al., 2001) und Ando und Dunn konnten zeigen, dass eine periphere TNF-alpha-Injektion die Erhöhung des Tryptophanspiegels (Ando und Dunn, 1999) und somit eine Anhebung der Serotoninkonzentration verursacht (Hayley et al., 2002). Im Gegensatz dazu postulierten Mössner und Kollegen, dass TNF-alpha eine Erhöhung der Serotonintransporterkonzentration (Mössner et al., 1998) und somit eine Verminderung des aktiv wirkenden Serotonins im synaptischen Spalt hervorruft. Veränderte Serotoninspiegel bewirken eine Modulation in Persönlichkeit und Verhalten. Somit könnte man die Hypothese aufstellen, dass TNF-alpha, indirekt über die Wirkung auf das serotonerge System, Einfluss auf Persönlichkeit und Verhalten nimmt. Im Sinne dieser Hypothese konnte gezeigt werden, dass TNF-alpha depressive Verstimmungen, Ängstlichkeit und eine Verschlechterung der Gedächtnisleistung hervorruft (Reichenberg et al., 2001).

Auch andere Zytokine beeinflussen das psychische Befinden. Evident wird diese Tatsache vor allem bei der Behandlung von Malignomen oder Hepatitiden mittels Zytokinen, wie INF-alpha oder IL-2. Depressive Verstimmung, Reizbarkeit sowie die Beeinträchtigung von Kognition und Orientierung wurden als Nebenwirkungen mehrfach bestätigt (Capuron und Ravaud, 1999; Capuron et al., 2002; Wichers et al., 2006). Vermutlich beruhen diese Nebenerscheinungen auf Veränderungen im serotonergen System; so konnten veränderte Spiegel an Serotonin, Serotoninrezeptoren und Tryptophan in betroffenen Personen nachgewiesen werden (Wichers et al., 2006). IL-2 wird physiologisch aus peripheren Lymphozyten freigesetzt und kann über die Blut-Hirn-Schranke ins zentrale Nervensystem gelangen (Waguespack et al., 1994). Somit ist es nicht nur ein Immunregulator und ein wichtiger Wachstumsfaktor für T-Zellen, NK-Zellen und B-Zellen (Arai et al., 1990; Cohen und Cohen, 1996; Feghali und Wright, 1997), sondern scheint auch als maßgebender Neuromodulator an der Entwicklung und Regulation von Neuronen beteiligt zu sein (Petitto et al., 1999). So konnte gezeigt werden, dass besonders die Hippocampusregion, eine der wichtigsten Regionen für die Festigung von räumlichem Denken und Gedächtnis des menschlichen Gehirns, reich an IL-2-Rezeptoren ist und dass IL-2 vornehmlich die Freisetzung von Acetylcholin, einem wesentlichen Neurotransmitter bei kognitiven Prozessen, beeinflusst (Araujo et al., 1989; Hanisch et al., 1993; Seto et al., 1997). Bei Mäusen, in denen das IL-2-Gen völlig ausgeschaltet wurde, konnten zum einen Immundefekte mit vermehrt auftretenden Autoimmunerkrankungen (Schorle et al., 1991; Kündig et al., 1993; Horak et al., 1995), zum anderen aber auch ein beeinträchtigtes räumliches Denkvermögen und eingeschränkte Gedächtnisleistungen beobachtet werden (Petitto et al., 1999). Außerdem zeigten sich eindeutig durch die Applikation von IL-2 hervorgerufene Verhaltensweisen durch Dopaminrezeptorantagonisten vollständig rückläufig, so dass von einem modulatorischen IL-2-Effekt auch auf die zentrale dopaminerge Transmission auszugehen ist (Zalcman et al., 2002).

IL-4 wird hauptsächlich von CD4$^+$-Zellen (T-Helferzellen) und Mastzellen sezerniert und trägt im Rahmen einer Immunantwort entscheidend zur Differenzierung naiver T-Helferzellen zu Th2-Effektorzellen bei, die ihrerseits durch Aktivierung von B-Zellen die Antikörperproduktion, speziell die Produktion von IgE, und somit die humorale Immunantwort anregen (Li-Weber et al., 2003). IL-4-Überschuss kann durch Überproduktion von IgE allergische Reaktionen, wie Asthma, Rhinitis und Anaphylaxie hervorrufen (Spellberg und Edwards Jr, 2001; Ricci et al., 1997; Steinke et al., 2001). Im Gegensatz zu TNF-alpha gehört IL-4 zu den antiinflammatorischen Zytokinen und wirkt sich auch entgegengesetzt auf die Konzentration des Serotoninrezeptors an der präsynptischen Membran aus (Mössner et al., 2000). Genau wie IL-2 wird auch IL-4 mit der Proliferation, Differenzierung und dem Überleben von Neuronen in Verbindung gebracht, zumindest insofern, als dass es die Proliferationsrate von Gliazellen erhöht und diese indessen Stoffe freisetzen, die für die neuronale Entwicklung notwendig sind (Hanisch et al., 1995).

Die Neurotransmittersysteme unterliegen demnach einer starken Beeinflussung durch Zytokine. Insofern sind nicht ausschließlich Gene, die in direktem Zusammenhang mit Neurotransmittern stehen, interessant für die Persönlichkeitsforschung, sondern genauso Gene, die für Zytokine kodieren, die ihrerseits wiederum Neurotransmitter beeinflussen.

Allen voran ist hier der G308A Polymorphismus in der Promoterregion des TNF-alpha–Gens auf dem kurzen Arm des Chromosoms 6 zu nennen. Das G-Allel geht mit einer siebenfach niedrigeren Transkriptionsrate für das TNF-alpha-Gen und somit auch erheblich erniedrigten TNF-alpha-Spiegeln einher (Wilson et al., 1997). Davon ausgehend, dass TNF-alpha wesentlichen Einfluss auf die Neurotransmittersysteme und deren synaptische Plastizität nimmt, ist es naheliegend, dass eine veränderte TNF-alpha-Freisetzung einen Effekt auf die Funktion des Gehirns (Schwab et al., 2003) und somit auf die Persönlichkeit eines Individuums hat.

Auch das IL-4-Gen (C590T) und das IL-2-Gen (T330G) weisen jeweils funktionelle Polymorphismen auf und dürfen in der Untersuchung über den Einfluss von Polymorphismen in Zytokingenen auf die Persönlichkeit nicht vernachlässigt werden.

Demgemäß belegten Pizzi und Kollegen, dass die niedrigdosierte, subkutane Verabreichung von rekombinatem IL-2 beim fortgeschrittenen Nierenzellkarzinom, was sich aufgrund der immunmodulatorischen Effekte als effektive Therapie erwiesen hat, psychische Veränderungen bei den behandelten Patienten mit sich brachte. Gemessen anhand des Minnesota Multiphasic Personality Inventory-2 (MMPI-2), einem Persönlichkeitstest, der auch in unserer Arbeit Anwendung findet, erreichten 80 % der Betroffenen signifikant höhere Werte auf der Depressions-

Skala und weitere 60 % signifikant erhöhte Werte auf der Schizophrenie-Skala (Pizzi et al., 2002). Auch Zalcman demonstrierte im Tierversuch den wichtigen Zusammenhang zwischen IL-2, Immunität und Verhalten, hauptsächlich aggressiven Handlungsweisen: IL-2-Mikroinjektionen in den Hypothalamus von Mäusen unterdrückten aggressives Verhalten bei den Tieren (Zalcman et al., 2006).

Ebenso weist das IL-4-Gen auf Chromosom 5 einen Polymorphismus in seiner Promoterregion auf (C590T). Das T-Allel ist mit einer gesteigerten IL-4-Genexpression und konsekutiv erhöhten IgE-Konzentrationen assoziiert (Rosenwasser et al., 1995). Hier ist es ebenfalls einleuchtend, dass veränderte IL-4-Konzentrationen, zumindest indirekt über das gliale System, das ZNS und dadurch auch Verhalten und Persönlichkeit beeinflussen.

1.4 Schizophrenie

Die Erscheinungsbilder der Schizophrenie sind schon lange bekannt, wurden allerdings früher unter anderen Namen beschrieben. So sprach Kraepelin noch von der Dementia praecox, während Bleuler 1911 den heutigen Begriff der *Schizophrenie* prägte. Schizophrenie bedeutet Bewusstseinsspaltung und bezieht sich auf die oft eigenartige Spaltung des psychischen Erlebens der Betroffenen (Möller, 2001).

Die Wahrscheinlichkeit, im Laufe des Lebens an einer Schizophrenie zu erkranken, beträgt etwa 1 % (McGuffin et al., 1995) und ist transkulturell annähernd gleich. Es gibt allerdings Regionen mit einer besonders hohen (z.B. Nordschweden, Westirland, Istrien) bzw. einer ausgesprochen niedrigen Prävalenz (z.B. Amish, Insel Hachijo/ Japan) für Schizophrenie (Fuller, 1987). Die Kernsymptomatik schizophrener Psychosen zeigt sich ebenfalls in allen Bevölkerungen gleich, wenn auch die Ausgestaltung kulturspezifische Unterschiede aufweisen mag (Rieß und Schöls, 2002). Obwohl Männer und Frauen gleich häufig betroffen sind, liegt das durchschnittliche Erstmanifestationsalter bei Männern mit 21 Jahren circa 5 Jahre früher als bei Frauen. Ein weiterer Geschlechtsunterschied besteht darin, dass bei Frauen ein zweiter, wenn auch schwacher Gipfel der Erstmanifestation zwischen dem 45. und 49. Lebensjahr zu beobachten ist. Allgemein wird dies auf die endokrine Umstellung, insbesondere auf den alterstypischen Abfall der neuromodulierend wirksamen Östrogene, zurückgeführt (Riß und Schöls, 2002).

Da die Pathogenese der Erkrankung bis dato nicht vollständig geklärt ist, erfolgt eine rein klinische Diagnosestellung. Man unterscheidet zwischen Positivsymptomatik und Negativsymptomatik. Zur Positivsymptomatik zählen allen voran Wahnvorstellungen und Halluzinationen, aber auch die formalen Denkstörungen, Ich-Störungen und psychomotorischen Störungen. Kennzeichen der Negativsymptomatik sind Affektverflachung, Apathie, Anhedonie, sozialer Rückzug und

Aufmerksamkeitsstörungen. Beginn und Verlauf der Erkrankung können extrem unterschiedlich sein. Stark psychotische Positivsymptome können anfänglich im Vordergrund stehen, einen schubförmigen oder chronischen Verlauf nehmen und später von zunehmenden Negativsymptomen abgelöst werden. Negativsymptome können jedoch auch bereits initial auftreten. Bis jetzt ist unklar, ob es sich bei anhaltender idiopathischer Negativsymtomatik um eine eigenständige Erkrankung innerhalb des Syndroms Schizophrenie handelt (Kirkpatrick et al., 2001) oder ob es die schwerwiegendste Ausprägung der Krankheit am Ende des Kontinuums darstellt. Erstere Lehrmeinung wird durch die Tatsache unterstützt, dass Verwandte von Schizophrenen mit ausgeprägter Negativsymptomatik ein höheres Risiko haben, ebenfalls an einer Schizophrenie zu erkranken und signifikant stärkeren sozialen Rückzug zeigen als Verwandte von Schizophrenen ohne Negativsymptomatik (Dollfus, 1998; Kirkpatrick et al., 2000).

Ätiopathogenetisch geht man heute von einer multifaktoriellen Entstehung der Erkrankung aus, wobei eine genetisch bedingte Vulnerabilität im Zentrum steht. Die Evidenz einer genetischen Grundlage basiert auf Familien-, Zwillings- und Adoptivstudien und ist gut gesichert. So liegt die Morbidität für Schizophrenie in betroffenen Familien wesentlich höher als in der Durchschnittsbevölkerung (1 %) und nimmt mit steigendem Verwandtschaftsgrad zu einem Betroffenen und der Anzahl der erkrankten Familienmitglieder zu. Dies ist durch die zunehmende Anzahl identischer Gene mit dem Erkrankten zu erklären, die das Risiko, selbst zu erkranken, erhöhen. Während bei Angehörigen ersten Grades das Risiko, ebenfalls an einer Schizophrenie zu erkranken, bei 10 % liegt, steigt die Konkordanzrate bei dizygoten Zwillingspaaren auf etwa 17 % und bei eineiigen Zwillingen sogar auf circa 50 % (Gottesman, 1991; Kendler et al., 1993; Maier et al., 1993; Parnas et al., 1993; Kläning, 1996; Cannon et al., 1998; Franzek und Beckmann, 1998; Cardno et al., 1999). Das wiederum beweist freilich, dass Schizophrenie nicht ausschließlich genetisch bedingt sein kann, da monozygote Zwillinge genetisch identisch sind und daher eine Konkordanz von 100 % aufweisen müssten. Diese Untersuchungen legen das heute allgemein anerkannte Konzept nahe, dass zu der genetischen Disposition noch äußere Einflussfaktoren hinzukommen müssen, um die Erkrankung manifest werden zu lassen. Forschungsansätze hierzu kommen unter anderem aus dem Bereich der strukturell bildgebenden Verfahren (MRT, CT). So ergaben Untersuchungen an eineiigen diskordanten Zwillingspaaren, dass beide Geschwister - unabhängig vom Betroffenenstatus - im Vergleich zu gesunden Kontroll-Zwillingspaaren eine Verminderung des intrakraniellen Hirnvolumens aufweisen. Darüber hinaus wurde eine zusätzliche Reduktion des zerebralen Volumens bei den schizophren betroffenen Zwillingspartnern gefunden (Noga et al., 1996; Ohara et al., 1998; McNeil et al., 2000; Barre et al., 2001). Es lässt sich somit vermuten, dass die gemeinsamen anatomischen Veränderungen auf genetischen Faktoren beruhen, während die zusätzlichen Unterschiede bei diskordanten Zwillingspaaren auf individuellen

Interaktionen mit nicht-genetischen Faktoren, wie neurodegenerativen Prozessen oder Geburtskomplikationen, beruhen.

Da Schizophrenie einen Symptomenkomplex darstellt, der fließende Grenzen zu anderen psychiatrischen Krankheiten (z.b. Persönlichkeitsstörungen, affektive Störungen) aufweist, phänotypisch oft sehr unterschiedliche Erscheinungsbilder zeigt und daher auch in diverse Subtypen untergliedert ist, könnte man vermuten, dass diese Subtypen auf unterschiedlichen Genvariationen und deren Zusammenwirken mit äußeren Einflussgrößen beruhen. Allen voran sind hier Virusinfektionen im zweiten Trimenon der fötalen Entwicklung und perinatale Schädigungen zu nennen (Adams et al., 1993; McGrath et al., 1994; Kunugi et al., 1995). Die betroffenen Gene können für unterschiedliche Proteine, wie etwa für Neurotransmitterrezeptoren, Transporter, Enzyme oder sogar für Zytokine kodieren. Allerdings ist anzunehmen, dass einzelne Gene per se nur eine geringe Auswirkung haben und dass es vor allem durch die Interaktion mehrerer Gene zur Manifestatation der Schizophrenie kommt.

Nicht nur die Erscheinungsbilder, sondern auch die Krankheitsverläufe der Schizophrenie sind ausgesprochen unterschiedlich. Große Studien, denen Langzeituntersuchungen zugrunde liegen, ergeben folgende Resultate: rund 30 % der Patienten genesen nach der ersten Krankheitsmanifestation, bei etwa 20 % kommt es nach mehreren Krankheitsepisoden zu einer Ausheilung der Erkrankung und etwa 50 % gehen in einen chronischen und somit ungünstigen Verlauf über (Bleuler, 1972; Huber et al., 1979; Rieß und Schöls, 2002). Aus den Ergebnissen von Longitudinalstudien lassen sich außerdem Prädiktoren für den späteren Verlauf ableiten (Tsuang et al., 1982). Emotionale Unreife und mäßige Intelligenz im präpsychotischen Stadium, allmählicher Krankheitsbeginn und Fehlen von Auslösefaktoren weisen auf einen ungünstigen Verlauf hin. Umgekehrt lassen folgende Charakteristika einen eher günstigen Verlauf erwarten: familiäres Vorkommen von Depression, akuter Beginn, Vorhandensein von Auslösefaktoren, Verwirrung und Desorientierung während der akuten Phase. Diesen Verlaufsmustern scheinen ebenfalls unterschiedliche ätiologische, genetische sowie umweltbedingte Faktoren zugrunde zu liegen.

Den konsequentesten Versuch zur Trennung genetischer und soziokultureller Einflüsse auf die Entstehung einer Krankheit stellen Adoptionsstudien dar. In vielen Studien wurden fortadoptierte Kinder schizophrener Eltern (Rosenthal et al., 1968; Tienari et al., 1985), schizophren gewordene Adoptivkinder (Kety et al., 1978) und Kinder, die bei schizophrenen Adoptiveltern aufgewachsen sind (Wender et al., 1974), untersucht. Die Ergebnisse waren stets die selben: unter den biologischen Verwandten von Schizophrenen fanden sich gegenüber den Kontrollen vermehrt schizophrene Psychosen, schizotype und paranoide Persönlichkeitsstörungen und schizophrenieähnliche Syndrome, einschließlich der schizoaffektiven Störung. Die sogenannte

Crossfostering-Strategie untersucht Kinder nichtschizophrener Eltern, die von später Schizophrenen adoptiert worden waren. Wenn die familiäre Umwelt allein für die Entwicklung einer schizophrenen Psychose verantwortlich wäre, müssten diese Kinder, die aus genetisch nicht mit Schizophrenie belasteten Familien kommen, erhöhte Schizophrenieraten aufweisen. Tatsächlich aber waren diese Kinder nicht stärker auffällig als die, die von psychisch gesunden Eltern adoptiert worden waren. Eine finnische Gruppe um Siira und Wahlberg verglich Persönlichkeitseigenschaften fortadoptierter Kinder schizophrener Mütter mit einer Kontrollgruppe anhand des MMPI-2. Die Untersuchung erfolgte im Alter von 24 Jahren, noch vor dem Beginn jeglicher psychiatrischer Erkrankungen. Der Nachwuchs der erkrankten Mütter unterschied sich insbesondere signifikant in Skalen, die Indikatoren für emotionale Unempfänglichkeit, eingeschränkte Affektivität und reduzierten Antrieb sind, von der Kontrollgruppe (Siira et al., 2004).

In diesem Zusammenhang sei nochmals erwähnt, dass Familien von Schizophrenen mit Negativsymptomatik stärker mit psychotischen Erkrankungen belastet sind als Familien von Schizophrenen mit Positivsymptomatik (Kendler et al., 1995; Van Os et al., 1997). Diese Befunde wurden durch Zwillingsstudien unterstützt. Bei eineiigen Zwillingen, bei denen der Erkrankte eine ausgeprägte schizophrene Negativsymptomatik aufwies, wurden höhere Konkordanzraten beobachtet (Kendler und Diehl, 1993).

Auch für das frühe Ersterkrankungsalter wurde eine hohe genetische Belastung postuliert, konnte jedoch nicht bewiesen werden (Kendler et al., 1996). So scheint das Erstmanifestationsalter entweder keiner erblichen Determination zu unterliegen, oder es handelt sich um genetische Faktoren, die unabhängig von der Krankheitsdisposition vererbt werden (Riß und Schöls, 2002).

Der G308A TNF-alpha-Polymorphismus und die daraus resultierenden unterschiedlichen TNF-alpha-Transkriptionsraten scheinen an der Ätiologie der Schizophrenie in nicht unerheblichem Maße beteiligt zu sein (Schwab et al., 2003). Hierfür gibt es unterschiedliche Erklärungsmodelle. Zum einen greift TNF-alpha in den Glutamathaushalt ein, der wiederum eine bedeutende Rolle in der Pathogenese der Schizophrenie spielt. Zum anderen ist TNF-alpha ein entscheidender Faktor für die Abwehr von viralen Infektionen, vorzugsweise von Influenzavirusinfektionen (Julkunen et al., 2000; Van Reeth, 2000; Seo und Webster, 2002), die ebenfalls als kausale Faktoren in der Entstehung der Schizophrenie diskutiert werden (Adams et al., 1993; McGrath et al., 1994; Kunugi et al., 1995).

Auch IL-4 und IL-2 scheinen eine Rolle in der multifakoriellen Pathophysiologie der Schizophrenie zu spielen. Demgemäß berichteten Mittleman und Kollegen von erhöhten IL-4- und IgE-Konzentrationen in schizophrenen Patienten (Mittleman et al., 1997), während eine verminderte IL-

2-Produktion peripherer Lymphozyten ein häufig repliziertes Phänomen bei Schizophrenen ist (Ganguli et al., 1992; Yang et al., 1994; Kim et al., 1998; Arolt et al., 2000). Erklärt werden können diese Beobachtungen durch Immunprozesse, charakterisiert durch das Vorherrschen des Th2-Helfersystems, möglicherweise getriggert durch virale Infekte (Schwarz et al., 2006).

1.4.1 Schizotype Persönlichkeit

Eine größere Prävalenz in der Gesamtbevölkerung als die Schizophrenie hat die schizotype Persönlichkeitsstörung mit etwa 3 %. Dieses Erscheinungsbild ist phänomenologisch und wahrscheinlich auch genotypisch mit der Schizophrenie verwandt, die Symptomatik zeigt allerdings nicht das Vollbild einer Psychose. Klinisch tritt sie als mildere Form der Schizophrenie in Erscheinung (Kendler, 1985), jedoch auch mit starker Heterogenität. Wie bei der Schizophrenie können auch hier sowohl Positiv- als auch Negativsymptome im Vordergrund stehen, so dass man heute, je nach vorherrschender Symptomatik, 2 Subtypen der schizotypen Persönlichkeitsstörung unterscheidet (Siever, 1985; Kendler, 1985). Individuen, bei denen die Negativsymptomatik mit sozialem Rückzug vorrangig ist, zeigen genetisch größere Ähnlichkeit mit Personen, die an Schizophrenie erkrankt sind, als Personen mit überwiegender Positivsymptomatik (Torgersen, 1985). 10 bis 15 % der erstgradig mit schizophrenen Patienten Verwandten entwickeln eine schizotype Persönlichkeitsstörung (Asarnow et al., 2001; Kendler et al., 1994) oder erkranken ihrerseits ebenfalls an Schizophrenie. Die restlichen 85 % bleiben klinisch unauffällig, tragen dabei trotzdem zumindest teilweise die genetische Vulnerabilität für Schizophrenie, können diese auch vererben und somit zu einer Manifestation der Erkrankung bei ihren Kindern beitragen. Offensichtlich waren diese klinisch gesunden Verwandten keinen krankheitsbegünstigenden Umweltfaktoren ausgesetzt oder verfügten sogar über protektive Umwelteinflüsse, die die Manifestation einer Psychose verhinderten (Faraone et al., 2001). 1962 wurde von Meehl der Begriff der *Schizotaxie* eingeführt, der exakt durch diese klinisch inapparente, genetische Prädisposition für Schizophrenie definiert ist (Meehl, 1962). Heute, in der Bedeutung etwas erweitert, versteht man unter Schizotaxie die multifaktoriell bedingte Vulnerabilität für Schizophrenie, die entweder in eine Schizophrenie oder in eine schizotype Persönlichkeitsstörung übergehen kann, in den meisten Fällen allerdings lebenslang einen stabilen Zustand darstellt (Faraone et al., 2001) und mit milden Symptomen, wie Aufmerksamkeitsdefiziten und neuropsychologischen Einschränkungen, einhergehen kann (Tsuang et al., 1991; Faraone et al., 1995).

Verwandte von Personen mit schizotyper Persönlichkeitsstörung haben ebenfalls ein erhöhtes Risiko (4-5 %), eine Schizophrenie und ein weitaus höheres Risiko (9-18 %), eine schizotype

Persönlichkeitsstörung zu entwickeln (Battaglia et al., 1995; Thaker et al., 1993). Das lässt die Überlegung zu, dass sich die genetische Prädisposition für schizotype Persönlichkeitsstörung zumindest partiell von der genetischen Prädisposition für Schizophrenie unterscheidet, wahrscheinlich aber weitgehende Überlappungen bestehen.

Auch die bereits erwähnte Schizotypie sei an dieser Stelle noch einmal aufgeführt. Die Bezeichnung stammt ursprünglich von Rado, der diesen Begriff als Abkürzung für *schizo*-phrenic pheno-*type* 1953 zur Kennzeichnung der entsprechenden Persönlichkeitsstruktur einführte (Rado, 1953). Meehl beschrieb 4 Symptome der Schizotypie: (1) kognitives Abgleiten bzw. leichte Lockerung der Assoziationen, die sich beispielsweise in formalen Denkstörungen oder Wahrnehmungsabweichungen äußern können, (2) interpersonelle Aversion, die sich in sozialer Angst und Misstrauen widerspiegeln kann, (3) Anhedonie, als ein Defizit in der Fähigkeit, Freude zu empfinden und (4) Ambivalenz (Meehl, 1962). Sie ist ein in der Allgemeinbevölkerung auftretendes Persönlichkeitsmerkmal, wird bei biologisch Verwandten Schizophrener allerdings überdurchschnittlich häufig beobachtet (Kremen et al., 1998; Vollema et al., 2002). Ihr Genotyp scheint bereits große Ähnlichkeiten mit dem der Schizophrenie aufzuweisen, so dass sie eine genetische Prädisposition für die Erkrankung reflektiert. Im Gegensatz zur Schizotaxie, die eher eine neurophysiologische Vulnerabilität für Schizophrenie darstellt, muss sie mehr als Persönlichkeitsprädisposition verstanden werden.

In diesem Zusammenhang ist auch das Phänomen der Endophänotypen wichtig. Endophänotypen sind bestimmte biochemische, hirnmorphologische oder neurophysiologische Merkmale, die mit der Krankheit einhergehen und ebenso bei gesunden Angehörigen Erkrankter überzufällig häufig auftreten. Dies lässt wiederum die Vermutung zu, dass ein bestimmter Endophänotyp unmittelbarer Ausdruck eines krankheitsprädisponierenden Gens ist, basierend auf der Grundüberlegung, dass Endophänotypen, im Gegensatz zur Erkrankung Schizophrenie, der Veränderungen in einer Vielzahl unterschiedlicher Gene zugrunde liegen, einem monogenem Erbgang folgen, wodurch die Genidentifizierung wesentlich vereinfacht wird. Die Eignung eines Endophänotyps als Vulnerabilitätsmarker ergibt sich somit aus dem Umstand, dass das entsprechende Gen zum einen schizophreniedisponierend ist, zum anderen aber auch einen eigenen meßbaren Vorgang hervorruft (Rieß und Schöls, 2002). Replizierte Befunde über das häufigere Auftreten solcher Endophänotypen bei gesunden Angehörigen Schizophrener im Vergleich zu gesunden Kontrollgruppen betreffen unter anderem Auffälligkeiten im Bereich der Motorik und der Informationsverarbeitung. So wurden zum Beispiel Störungen der langsamen Augenfolgebewegung und mangelnde Unterdrückung reflexiver Augenbewegungen sowie Einschränkungen in der Habituation von akustisch evozierten P50-Wellen überdurchschnittlich häufig bei Familienangehörigen Schizophrener gefunden (Freedman et al., 1997; Kathmann et al., 2003).

Claridge und Beech beschrieben ein Kontinuitätsmodell der Schizotypie und Schizophrenie (Claridge und Beech, 1995). Dieses Modell beschreibt Schizotypie als die Tendenz zu einer psychopathologischen Persönlichkeit in gesunden Personen, die für die Entwicklung einer Schizophrenie prädisponiert. Der Begriff der *Kontinuität* wird synonym mit dem Begriff des *Kontinuums* und dem Begriff des *Spektrums der schizophreniformen Erkrankungen* verwendet. Sie alle beschreiben die unterschiedlich starke Ausprägung von bestimmten Persönlichkeitsmerkmalen, beginnend mit milden Varianten im unauffälligen Gesunden bis hin zu signifikant höheren Beobachtungswerten bei psychiatrischen Patienten und stellen die dimensionale Erfassung von Persönlichkeit bzw. Persönlichkeitsstörungen dar. Die schizophrenen Symptome scheinen Ausdruck einer pathogenetischen Endstrecke zu sein, in die die verschiedenen Prädispositionsmechanismen einmünden. Zur Erfassung von Persönlichkeit wurden in dieser Arbeit Persönlichkeitstests verwendet, die ebenfalls auf dem dimensionalen Ansatz beruhen. Im Gegensatz dazu steht das kategoriale Prinzip, in dem das Individuum die entsprechende Persönlichkeit entweder hat oder nicht hat. Jede Diagnose wird durch einen Prototypen repräsentiert. Die Person erhält eine spezifische Diagnose dann, wenn sie eine gewisse Anzahl an Merkmalen des Prototyps aufweist.

Eine Besonderheit schizophrener Erkrankungen sind die symbiontischen Psychosen eng zusammenlebender Personen. Die französische Psychiatrie des 19. Jahrhundert prägte hierfür den auch heute noch gängigen Begriff der *folie a deux*. Man meint damit eine wahnbildende Geistesstörung, die von einem Erkrankten auf einen mit ihm in enger Gesellschaft lebenden Partner übertragen wird. Die Erkrankung des Zweiten wurde von seinem Partner induziert. Der Induzierte übernimmt nicht nur die Wahnideen, sie sind für ihn, wie für den Induzierenden, lebendige Wirklichkeit. Das Vorkommen der seltenen symbiontischen Psychosen gab zu der Frage Anlass, ob eine deratige Erkrankung auch rein psychogen ausgelöst werden kann. Untersuchungen ergaben, dass in der Verwandtschaft von Induzierten mindestens mit gleicher Häufigkeit Fälle von Schizophrenie auftreten wie in der Verwandtschaft der Induzierenden. Offensichtlich ist die genetische Disposition eine wesentliche Bedingung für die psychogene Auslösung einer schizophrenen Psychose (Scharfetter, 1968).

Alle oben genannten Studien verdeutlichen demnach die Notwendigkeit des Zusammenspiels und der Interaktion verschiedener Gene sowie den Einfluss diverser Umweltfaktoren, um eine Schizophrenie zu manifestieren. Auch bei schwächeren, ja sogar klinisch inapparenten Varianten von schizophreniformen Merkmalen sind offensichtlich Genkombinationen bestimmter Risikogene vorhanden. Ausgehend von dieser Annahme und unter Berücksichtigung der Tatsache, dass ein einzelnes Gen wohl nur wenig Auswirkung auf den jeweiligen Phänotyp hat, könnte man vermuten, dass die Ausprägung eines spezifischen Gens Einfluss auf bestimmte schizophrenieartige Persönlichkeitsmerkmale einer Person nimmt, die in keiner Weise Krankheitswert besitzen, sondern nur ein Teil der Gesamtheit unterschiedlicher Persönlichkeitszüge sind, die dem Menschen seine unverwechselbare Individualität verleihen.

Ziel dieser Arbeit war es, dieser Hypothese nachzugehen, indem bestimmte Kandidatengene, speziell Gene, die für Zytokine kodieren, auf ihre Polymorphismen hin untersucht und deren Assoziationen mit Persönlichkeitsmerkmalen, allen voran schizophrenietypischen Persönlichkeitsfaktoren, analysiert wurden. Der G308A Polymorphismus in der Promoterregion des TNF-alpha–Gens auf Chromosom 6p sowie die Polymorphismen in den Genen von IL-2 und IL-4 standen hierbei im Zentrum der Untersuchung, da vor allem die Interaktion von Immungenetik und Persönlichkeit von Interesse war und der Zusammenhang zwischen besagten Genpolymorphismen und der Erkrankung Schizophrenie bereits in vielen Studien deutlich wurde. Im Sinne der dimensionalen Erfassung der schizophreniformen Störungen erscheint somit auch eine Assoziation zwischen diesen Genpolymorphismen und einzelnen schizophrenieähnlichen Persönlichkeitsmerkmalen als wahrscheinlich.

1.5 Psychologische Messinstrumente zur Erfassung von Persönlichkeit

1.5.1 Das Minnesota Multiphasic Personality Inventory-2

Das Messen von Persönlichkeitsmerkmalen in ihrem Ausprägungsgrad ist ein zentraler Punkt innerhalb der Persönlichkeitsforschung.

Einer der weltweit am häufigsten verwendeten, objektiven Persönlichkeitstests ist das Minnesota Multiphasic Personality Inventory-2 (MMPI-2). Das MMPI-2 ist ein Fragebogen zur Selbsteinschätzung und verfügt über 567 Items, die in 10 klinische Skalen und 3 Validitätsskalen unterteilt sind. Die Items sind allesamt als Aussagesätze über Familienleben, Emotionalität, Sexualität, Religion und psychische Störungen formuliert und können entweder mit „Zutreffend" oder „Nicht zutreffend" beantwortet werden. Das MMPI-2 beruht auf dem dimensionalen Prinzip der Erfassung von Persönlichkeit, Persönlichkeitsstörung und psychiatrischer Erkrankung. Mit seiner Hilfe können sowohl Persönlichkeitseigenschaften als auch psychische Störungen erfasst werden. Die T-Werte auf jeder Skala, die mit Hilfe einer vom Testautor vorgegebenen, nach Geschlecht und Alter standartisierten Tabelle aus den Rohwerten errechnet werden, können sich zwischen 0 und 120 bewegen. Vereinfachend werden T-Werte im Folgenden als Werte bezeichnet.

Der Mittelwert liegt definitionsgemäß bei 50, die Standardabweichung beträgt 10. Zwischen 30 und 70, also innerhalb von 2 Standardabweichungen nach oben und nach unten vom Mittelwert ausgehend, befindet sich der Normalbereich. Alle Werte unter 30 und über 70 gelten psychopathologisch als Abweichung in der Dimension, die die jeweilige Skala misst.

Skala 8 (Schizophrenie) des MMPI-2 ist für diese Arbeit von besonderem Interesse. Bezogen auf das Kontinuitätsmodell von Schizotypie, schizotyper Persönlichkeitsstörung und Schizophrenie ist das MMPI-2 ein außerordentlich wichtiges Messinstrument, da es die individuelle Merkmalsausprägung im Rahmen des schizophreniformen Kontinuums mit einer Wahrscheinlichkeit von über 90 % richtig misst (Matsui et al., 2002).

Wichtige Interpretationshilfen sind zum einen die 1955 von Harris und Lingoes entwickelten inhaltlichen Teilskalen für 6 von insgesamt 10 klinische Skalen (Harris und Lingoes, 1955) und zum anderen die sogenannten Zwei-Punkt-Codes und Drei-Punkt-Codes. Darunter versteht man die Kombination der 2 oder 3 klinischen Skalen, in denen der Proband die höchsten Werte aufweist. Für schizophrene Patienten ist der Drei-Punkt-Code 2-7-8 charakteristisch, das heißt sie zeigen erhöhte Werte von über 70 auf den Skalen Depression (Skala 2), Psychasthenie (Skala 7) und Schizophrenie (Skala 8) (Moldin et al., 1987), mit der Möglichkeit bestimmter Variationen, die abhängig vom Subtyp und Stadium der Erkrankung sind. Matsui und Kollegen beschrieben in ihrer Studie, dass 46 % der untersuchten Schizophrenen Werte über 70 auf der Schizophrenieskala und 38 % erhöhte Werte auf der Paranoiaskala zeigten (Matsui et al., 2002). Der Kontinuitätshypothese zufolge müssten zwischen Personen mit Schizophrenie und solchen mit schizotyper Persönlichkeitsstörung im MMPI-2-Profil große Überlappungen bestehen. Genau das konnte in mehreren Untersuchungen nachgewiesen werden (Merritt et al., 1993; Matsui et al., 2002), obwohl entsprechend der klinischen Unterschiede in diesen beiden Krankheitsbildern auch hier subtile Unterschiede festgestellt werden konnten. Dementsprechend konnte mit Hilfe der Harris-Lingoes-Subskalen gezeigt werden, dass Personen mit schizotyper Persönlichkeitsstörung soziale Introvertiertheit als zentrales Symptom zeigen und wesentlich mehr unter Disharmonie mit sich selbst und anderen leiden als Schizophrene. Diese wiederum zeigen dafür häufiger bizarre Wahrnehmungsstörungen und entwickeln insgesamt wesentlich stärkere Funktionsstörungen (Matsui et al., 2002). Interessanterweise weisen Patienten mit Schizophrenie im MMPI-2 zwar erhöhte, jedoch nicht extrem hohe Werte auf den entsprechenden Skalen auf (Greene, 2000). Personen mit Werten zwischen 70 und 90 zeigen typische Schizophreniesymptome, wie Depersonalisation, Derealisation, formale Denkstörungen und Wahnhaftigkeit. Werte über 90 repräsentieren eher kurze psychotische Episoden als eine manifeste Schizophrenie. Diese Personen stehen unter akutem, starkem situativem Stress, wie ihn etwa eine Identitätskrise bei Jugendlichen auslösen kann (Greene, 2000).

Genauso wie man MMPI-2-Profile in hohen Wertebereichen interpretieren kann, sind auch Profile innerhalb des Normbereichs hinsichtlich der Persönlichkeit des Probanden aussagekräftig. So würde man Personen mit leicht erhöhten Werten zwischen 55 und 65 auf der Schizophrenieskala zwar als etwas menschenscheu und sozial zurückgezogen einschätzen, andererseits kann das ebenso Ausdruck vermehrter Kreativität und großen Einfallsreichtums sein. Eine genauere Differenzierung kann mit den bereits erwähnten Subskalen nach Harris und Lingoes erreicht werden. Insgesamt tendieren Personen in diesem Wertebereich zu großer Empfindsamkeit, Tagträumerei und Rückzug in Fantasiewelten, während mittlere Werte im Bereich zwischen 45 und 55 eher anpassungsfähige, verlässliche und ausgeglichene Persönlichkeiten widerspiegeln. Menschen mit Werten unter 45 auf dieser Skala erscheinen als äußerst konservativ eingestellte, kontrollierte Menschen, die konkrete und realistische, abstrakten und philosophischen Themen vorziehen und Autoritäten Unterwürfigkeit und Überakzeptanz entgegenbringen können (Greene, 2000).

Harris und Lingoes konstruierten 1955 6 inhaltliche Subskalen (Sc 1- Sc 6) für Skala 8, indem sie jeweils Items, ähnlichen Inhalts und Items, die verwandte Einstellungen und Persönlichkeitseigenschaften abfragten, zusammenfassten. Die Werte auf den Harris-Lingoes-Subskalen liefern Informationen darüber, welche Bereiche dafür verantwortlich sind, dass ein Proband einen bestimmten Wert auf einer Skala erreicht (Engel, 1999). So fühlen Probanden mit hohen Werten auf Sc 1 (mangelndes Vertrauen zu anderen) sich missverstanden und ungeliebt, während Probanden mit hohen Werten auf Sc 2 (inadäquater Affekt) von Gefühlen der Furcht, Depression und Apathie berichten. Sc 3 (Ich-Mangel im Denken) fragt eigenartige Gedanken, Gefühle der Unwirklichkeit und Konzentrations- und Gedächtnisprobleme ab. Erhöhte Werte auf Sc 4 (Ich-Mangel im Wollen) beschreiben das Gefühl, das Leben sei eine Last und nur durch Rückzug in Fantasie und Tagträume zu bewältigen. Personen mit erhöhten Sc 5-Werten (Ich-Mangel im Sinne von Hemmungsverlust) haben Probleme, ihre Emotionen zu kontrollieren und können unter Lach- und/ oder Weinanfällen leiden. Sc 6 (bizarre Sinneswahrnehmungen) fragt ungewöhnliche Körperwahrnehmungen und andere merkwürdige sensorische Erlebnisse ab. In dieser Subskala können Halluzinationen und Beziehungsideen deutlich werden.

Das MMPI-2 ist somit ein geeignetes Instrument sowohl zur Messung von Persönlichkeitseigenschaften als auch zur Diagnostik psychischer Störungen und wird seinem Ruf als bedeutendstes Persönlichkeitsinventar absolut gerecht.

1.5.2 Das Neurotizismus-Extraversions-Offenheits-Fünf-Faktoren-Inventar

In der Persönlichkeitsforschung wurde versucht, mit unterschiedlichen Verfahren und an verschiedenen Untersuchungspopulationen, die einzelnen Dimensionen, die in ihrer Gesamtheit die

Persönlichkeit ausmachen, zu identifizieren. Über die mannigfachen Methoden hinweg zeigen sich immer wieder 5 Faktoren, die eine bedeutende Rolle in der umfassenden Beschreibung von Persönlichkeit spielen. Im sogenannten Big Five Modell sind enthalten: Extraversion, Verträglichkeit, Gewissenhaftigkeit, Neurotizismus und Offenheit. Gemäß diesem Modell wird die Persönlichkeit eines Menschen von den individuellen Ausprägungen in diesen 5, als weitgehend stabil angesehenen Dimensionen definiert. Diese ergaben sich aus einem lexikalischen Ansatz, wobei über 4500 Beschreibungsmerkmale menschlichen Verhaltens und Erlebens gesammelt und dann in 5 Faktoren zusammengefasst wurden (Tupes und Christal, 1961; Norman, 1963). Die so gewonnenen 5 Persönlichkeitsfaktoren haben sich über verschiedene Erhebungsmethoden hinweg immer wieder replizieren lassen und stellen somit ein reliables, valides und erschöpfendes Beschreibungsverfahren für individuelle Persönlichkeitsmuster dar.

Das Neurotizismus-Extraversions-Offenheits-Fünf-Faktoren-Inventar (NEO-FFI) ist ein auf diesem Modell beruhendes Persönlichkeitsinventar. Es dient der Beschreibung von normaler Persönlichkeit, erscheint allerdings stabil genug, um auch für klinische Populationen Gültigkeit beanspruchen zu können (Steinmeyer et al., 1994). Das NEO-FFI setzt sich aus 60 Items zusammen, die auf einer Abstufungsskala von „Starke Zustimmung" über „Zustimmung", „Neutral", „Ablehnung" bis „Starke Ablehnung" beantwortet werden können. Anwendungsbereiche für das NEO-FFI ergeben sich vor allem dann, wenn weniger an spezifischen Persönlichkeitsstrukturen Interesse besteht, als vielmehr an einer groben, aber vollständigen Erfassung der individuellen Persönlichkeit, oder wenn zeitlich enge Grenzen gesteckt sind, da für die Beantwortung der 60 Items kaum mehr als 15 Minuten benötigt werden.

1.5.3 Das Temperament- und Charakter-Inventar

Ausgehend von seinem psychobiologischen Sieben-Faktoren-Modell entwarf Cloninger das Temperament- und Charakter-Inventar (TCI). Es ist ebenso wie das MMPI-2 und das NEO-FFI ein Fragebogen zur Selbsteinschätzung der eigenen Persönlichkeit und misst sowohl im normalen als auch im devianten Verhaltensbereich Persönlichkeitseigenschaften in quantitativer Form.

Es enthält 240 Items, die mit „Richtig" oder „Falsch" beantwortet werden können, und umfasst insgesamt 7 Dimensionen, davon 4 Temperament- und 3 Charakterdimensionen. Cloningers psychobiologisches Konzept von Persönlichkeit geht davon aus, dass die 4 Temperamentdimensionen (*novelty seeking*/ Neugierverhalten, *harm avoidance*/ Schadensvermeidung, *reward dependence*/ Belohnungsabhängigkeit, *persistence*/ Beharrungsvermögen) zu etwa 50 % genetisch verankert sind und früh im Leben manifest werden. Sie sind neurobiologisch begründet und während des ganzen Lebens stabil. Sie schalten sich automatisch in die Reaktion der jeweiligen Person auf einen Wahrnehmungsstimulus hin ein. Die Temperamentdimensionen scheinen sich phylogenetisch hierachisch und sequentiell entwickelt zu haben. Ätiologische Studien legen ein initial hemmendes Sytem (*harm avoidance*) bei allen Lebewesen nahe, gefolgt von einem Aktivierungssystem (*novelty seeking*) bei höher entwickelten Organismen. Erst bei Reptilien dürfte sich eine Methode der Aufrechterhaltung erfolgreicher Verhaltensstrategien (*reward dependence*) entwickelt haben, während *persistence* als Prinizp der Beibehaltung von lediglich intermittierend verstärktem Verhalten die jüngste Komponente der Temperamentdimensionen darstellt (Simon, 1962; Cloninger und Gilligan, 1987).

Die 3 Charakterdimensionen (*self-directedness*/ Selbstlenkungsfähigkeit, *cooperativeness*/ Kooperativität, *self-transcendence*/ Selbsttranszendenz) hingegen sind eher durch soziokulturelles Lernen beeinflusst und reifen fortlaufend im Lebensprozess (Cloninger et al., 1993).

Cloningers Theorie besagt, dass die Temperamentscores genetisch homogen und voneinander unabhängig sind und somit nicht untereinander korrelieren (Cloninger et al., 1993). Das ist ein entscheidender Unterschied zu den durch Faktorenanalysen hergeleiteten Inventaren, wie dem NEO-FFI, die genetisch heterogen und interkorreliert sind. Dennoch scheint das Persönlichkeitsmodell nach Cloninger auch viele Assoziationen zum Big Five Konzept aufzuweisen. Demgemäß werden die Temperamentdimensionen Neugierverhalten und Beharrungsvermögen in enger Beziehung zu den Big Five Faktoren Extraversion und Gewissenhaftigkeit gesehen, während Kooperativität mit Verträglichkeit und Selbsttranszendenz mit Offenheit korreliert. Außerdem sollen die Temperamentskala Schadensvermeidung und Selbstlenkungsfähigkeit als eine Komponente der Charakterdefinition die beiden Pole des bipolaren Big Five Faktors Neurotizismus beschreiben (Wills et al., 1994; Zuckermann et al., 1996).

Sowohl in Stichproben gesunder als auch psychisch kranker Personen waren die Dimensionen ungeachtet der momentanen Stimmungslage höchst reliabel und stabil (Joffe et al., 1993), so dass das TCI in der praktisch-klinischen Arbeit für Diagnostik und Differentialdiagnostik von psychiatrischen Störungen eingesetzt wird, besonders die Temperamentskalen jedoch auch dafür geeignet sind, normale Merkmalsausprägungen bei psychisch Gesunden zu beschreiben.

2 Problemstellung und Zielsetzung

Ausgehend von den Hypothesen, dass die Persönlichkeit eines Menschen einem starken genetischen Einfluss unterliegt und dass diverse Polymorphismen in Genen, die für Zytokine kodieren, diese Zytokine in ihrer Konzentration und Aktivität regulieren und jene Zytokine wiederum Einfluss auf die Neurotransmittersysteme nehmen, die ihrerseits wieder Persönlichkeitsmerkmale prägen, ergibt sich die Fragestellung, inwiefern Ausprägungen eines einzelnen Zytokin-Gens einen Beitrag zu dispositionalen Persönlichkeitseigenschaften leisten. Da besonders in der Schizophrenieforschung der Nachweis einer starken genetischen Komponente bei der Krankheitsentstehung geführt werden konnte (Asarnow et al., 2001; Kendler et al., 1994; Battaglia et al., 1995; Thaker et al., 1993), soll in dieser Arbeit vorwiegend der Zusammenhang zwischen ausgewählten immunologischen Kandidatengenen und schizophrenieartigen Persönlichkeitsfaktoren bei gesunden Probanden ermittelt werden. Die Hypothese eines solchen Zusammenhangs erlaubt das Kontinuitätsmodell, das besagt, dass die Krankheit Schizophrenie eine extensive Merkmalsausprägung relevanter Persönlichkeitsfaktoren darstellt, die in abgeschwächter Form keinen Krankheitswert besitzen und in Persönlichkeitsmustern gesunder Personen auftreten können. Man könnte also vermuten, dass ein einzelnes Gen, das in Kombination mit vielen anderen Genen und im Zusammenspiel mit äußeren Einflussfaktoren eine Schizophrenie hervorruft, zumindest Einfluss auf schizophrenieartige Persönlichkeitsmerkmale ausüben kann, die in intensiverer Ausprägung zur Krankheitsentstehung beitragen.

Folgende Kandidatengene wurden untersucht:

1. TNF-alpha G→A SNP auf Position -308 in der Promoterregion (Chromosom 6p21)
2. IL-2 T→G SNP auf Position -330 in der Promoterregion (Chromosom 4q26-q27)
3. IL-4 C→T SNP auf Position -590 in der Promoterregion (Chromosom 5q31)

Weitere Assoziationen zwischen diesen Genpolymorphismen und anderen Persönlichkeitseigenschaften bei gesunden Probanden, die in den oben beschriebenen Persönlichkeitsinventaren MMPI-2, NEO-FFI und TCI gemessen werden können, sollen in dieser Arbeit ebenfalls untersucht werden.

3 Material und Methoden

3.1 Probandenrekrutierung

An der Studie nahmen insgesamt 133 Probanden aus der Allgemeinbevölkerung aus München und Umgebung im Alter von 18 bis 71 Jahren teil. Das Durchschnittsalter betrug 31,3 (± 11) Jahre. 68 Teilnehmer waren männlich (Durchschnittsalter: 31,4 Jahre ± 12 Jahre) und 65 Teilnehmer waren weiblich (Durchschnittsalter: 31,1 Jahre ± 10 Jahre). Mit Hilfe eines selbstentworfenen Fragebogens wurden die teilnehmenden Personen in einem strukturierten Interview hinsichtlich der psychiatrischen Krankenvorgeschichte und Suchtanamnese zur eigenen Person und zu Angehörigen ersten Grades (Eltern, Kinder, Geschwister) befragt.

Die Fragen lauteten im Einzelnen:
1. Sind oder waren Sie oder einer Ihrer Angehörigen ersten Grades schon einmal an einer psychiatrischen Krankheit erkrankt?
2. Waren Sie oder einer Ihrer Angehörigen ersten Grades schon einmal in eine psychiatrische Klinik eingewiesen?
3. Nehmen Sie regelmäßig Medikamente ein? Wenn ja, welche?
4. Konsumieren Sie regelmäßig Alkohol und/ oder Drogen? Wenn ja, welche und wieviel?
5. Rauchen Sie? Wenn ja, wie viele Zigaretten pro Tag?

In die Studie wurden ausschließlich Personen aufgenommen, die eine Reihe von Einschlusskriterien erfüllten.

Die Einschlusskriterien waren im Einzelnen:
1. Keine psychischen Erkrankungen in der Vorgeschichte, die zu einem stationären Aufenthalt oder zur Einnahme von Psychopharmaka geführt haben.
2. Keine psychischen Erkrankungen bei Familienangehörigen ersten Grades, die zu einem stationären Aufenthalt oder zur Einnahme von Psychopharmaka geführt haben (entsprechende Erkrankungen bei Verwandten zweiten Grades, z.B. depressive Episode bei den Großeltern, wurden dokumentiert).
3. Keine Einnahme von Präparaten, die wesentliche Laborparameter verfälschen können. Zugelassen waren Kontrazeptiva, Kardiaka, Thyreostatika, Thrombozytenaggregationshemmer und Antihypertensiva (die jeweilige Medikation und Dosierung wurden dokumentiert).

4. Keine verwandtschaftlichen Verhältnisse innerhalb der Probandenschaft.
5. Kaukasische Herkunft aus Deutschland oder den angrenzenden Nachbarländern (um einen einheitlichen Genotyp sicherzustellen).

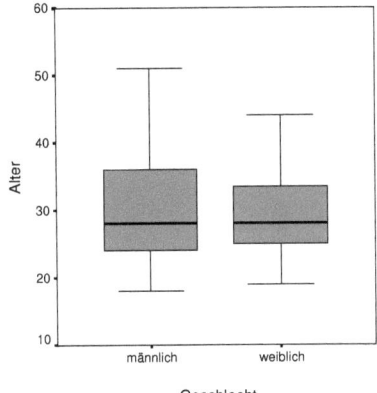

Grafik 3.1-1: Mittlere Altersverteilung der Probanden (Ausreißer nicht dargestellt)

Jeder Proband wurde einer Blutentnahme unterzogen und hatte die 3 Persönlichkeitsinventare MMPI-2, NEO-FFI und TCI sowie einen Wortschatztest gewissenhaft und vollständig auszufüllen. Der Wortschatztest von Metzler und Schmidt diente der groben Einschätzung des Intelligenzniveaus. Er besteht aus 40 Aufgaben zur Wiedererkennung von Wörtern. Eine Testaufgabe enthält je 1 Zielwort und 5 Distraktoren. Die Aufgaben sind nach steigendem Schwierigkeitsgrad angeordnet. Der Proband wurde angehalten, das Zielwort in jeder Testaufgabe herauszufinden und zu markieren.

Im Rahmen der Blutentnahme wurde eine Routinediagnostik mit Hilfe eines großen Blutbildes und eines Serumlabors durchgeführt. Folgende Parameter wurden bestimmt: GOT, GPT, GGT, Bilirubin, CK, Gesamteiweiß, Kreatinin, Harnstoff, Harnsäure, Cholesterin, Triglyceride, HDL, LDL, HDL/ LDL-Quotient, Lipase, Amylase, Eisen, Ferritin, Natrium, Kalium, Calcium, Hämoglobin, Hämatokrit, Erythrozyten, Leukozyten (mit Differentialblutbild: basophile, eosinophile und neutrophile Granulozyten, Lymphozyten) und Thrombozyten.

Zudem wurden zahlreiche soziodemographische Daten, wie Familienstand, Schulabschluss, Berufsausbildung und derzeitiger Beruf, erfasst. Die Probanden repräsentierten unterschiedliche soziale Gruppen und Berufsgruppen vom ungelernten Arbeiter über Handwerker zum Studenten und Akademiker. Alkohol- und Nikotinkonsum wurden ebenfalls quantitativ erfasst. Zusätzlich wurde eine kurze medizinische Untersuchung, die Bestimmung von Blutdruck und Puls beinhaltend, durchgeführt.

Der Studie liegt nach eingehender Prüfung eine Durchführungsgenehmigung der Ethikkommission der LMU München zugrunde. Die teilnehmenden Probanden wurden erst nach ausführlicher Aufklärung und Beantwortung aller daraus entstehenden Fragen und nach schriftlich erteiltem Einverständnis in die Studie eingeschlossen.

3.2 Persönlichkeitsinventare

3.2.1 Das Minnesota Multiphasic Personality Inventory-2

Das erste Minnesota Multiphasic Personality Inventory (MMPI) wurde 1942 von Hathaway und McKinley in den USA publiziert und erschien 1963 als MMPI-Saarbrücken in deutscher Sprache. Das MMPI ist der wohl wichtigste Persönlichkeitsfragebogen zur Selbsteinschätzung und stellt einen Breitbandtest zur Beschreibung wesentlicher Persönlichkeitseigenschaften dar. 1989 wurde eine vollständige Überarbeitung vorgenommen. Es wurden Items hinzugefügt, andere gestrichen, Unklarheiten im Text beseitigt, geschlechtsneutralere Formulierungen gewählt, veraltete Inhalte modernisiert und zudem 3 Validitätsskalen sowie Zusatzskalen, die die Bereiche posttraumatische Belastungsstörung und Sucht abdecken, hinzugefügt. Das korrigierte MMPI-2 verfügt insgesamt über 567 Items, die in 10 klinische Skalen und 3 Validitätsskalen unterteilt sind, wobei ein Item mehreren Skalen zugehören kann. Alle Items sind in Form einer Feststellung, einer persönlichen Erfahrung, eines Glaubens oder einer Befürchtung formuliert und können mit „Zutreffend" oder „Nicht zutreffend" beantwortet werden. Um die Items ausreichend zu verstehen, ist ein Leseverständnis auf dem Niveau der achten Schulklasse Grundvoraussetzung. Viele Items wurden invertiert formuliert, um die Wahrscheinlichkeit einer gleichförmigen Antworttendenz zu minimieren (Engel, 1999).

Skala 1: Hypochondrie (Hd)

Die Skala mit 33 Items wurde mit den Daten von Patienten entwickelt, die unter einer hypochondrischen Störung litten und exzessiv um ihre Gesundheit besorgt waren. Einige Items beziehen sich auf spezifische Symptome oder Beschwerden („Ich habe mehrmals in der Woche Magenschmerzen"), die meisten jedoch geben eine allgemeine Besorgtheit um Körperfunktionen oder eine besondere Beschäftigung mit sich und dem eigenen Körper wieder („Während der letzten

Jahre bin ich meistens gesund gewesen" wird von hypochondrischen Personen verneint) (Greene, 2000).

Skala 2: Depression (D)
Die 60 Items dieser Skala sprechen zum einen Gefühle der Mutlosigkeit, des Pessimismus und der Hoffungslosigkeit („Meistens finde ich, dass das Leben wert ist, gelebt zu werden" wird von depressiven Persönlichkeiten verneint) sowie Antriebs-, Konzentrations- und Gedächtnisstörungen an. Zum anderen werden aber auch häufig mit Depression vergesellschaftete Charakterzüge, wie Überverantwortlichkeit und hoher persönlicher Anspruch, abgefragt („Manchmal komme ich mir wirklich nutzlos vor" wird bejaht). Die Depressionsskala ist in 5 inhaltliche Subskalen unterteilt: Niedergeschlagenheit (D 1), Psychomotorische Verlangsamung (D 2), Körperbeschwerden (D 3), geistige Leere (D 4) und Grübelei (D 5) (Harris und Lingoes, 1955). Die inhaltliche Untergruppierung leistet wertvolle Hilfe bei der Analyse der spezifischen Gründe für erhöhte Werte auf der Depressionsskala. Ältere Menschen scheinen geringfügig höhere Werte auf dieser Skala zu erreichen, während mit zunehmender Schulbildung der Testteilnehmer die Werte kontinuierlich fallen (Colligan et al., 1983; Dahlstrom et al., 1972).

Skala 3: Hysterie und Konversionsstörungen (Hy)
Die 60 Items dieser Skala können generell in 2 Gruppen unterteilt werden: Die eine Gruppe fragt spezifische Körperbeschwerden und Krankheitssymptome, insbesondere der Arme und Beine ab („Ich habe wenig oder gar nicht unter Muskelzuckungen zu leiden"), die andere Gruppe der Items ist ein Indikator dafür, wie sehr der Proband daran interessiert ist, sich selbst als angepasst und gesellschaftlich integriert darzustellen und dabei Probleme und Schwierigkeiten verdrängt („Was andere von mir denken, stört mich nicht" wird von hysterischen Persönlichkeiten fast ausschließlich verneint). Während die erste Gruppe klar mit der Hypochondrieskala korreliert, korreliert die zweite Itemgruppe mit der K-Skala. Die K-Skala ist eine der 3 Validitätsskalen, die die Tendenz wiedergibt, Antworten derart zu wählen, dass möglichst wenig auf psychische Probleme hingewiesen wird. Weiter lassen sich die zugehörigen Items nach Harris und Lingoes in 5 inhaltliche Subskalen untergliedern: Leugnung sozialer Ängste (Hy 1), Bedürfnis nach Zuneigung (Hy 2), Unpässlichkeit (Hy 3), Körperbeschwerden (Hy 4) und Aggressionshemmung (Hy 5) (Harris und Lingoes, 1955). Hohe Werte auf Skala 3 gehen mit einer ich-bezogenen, unreifen und infantilen Persönlichkeit einher, die in zwischenmenschlichen Beziehungen oberflächlich und manipulativ erscheint und in Stresssituationen zu Konversionsstörungen neigt (Greene, 2000).

Skala 4: Psychopathie, Soziopathie und antisoziale Persönlichkeit (Pp)
In dieser Skala wird das Interesse an sozialen und moralischen Verhaltensregeln sowie die Tendenz zur Isolation und Langeweile ermittelt („Ich bin nie mit dem Gesetz in Konflikt gekommen" wird von antisozialen Persönlichkeiten oft mit „Nicht zutreffend" beantwortet). Bei hohen Werten auf dieser Skala bestehen meist Probleme mit Familienangehörigen und/ oder Autoritätspersonen („Fast alle meine Verwandten sind mir wohlgesinnt" wird mit „Nicht zutreffend" beantwortet), im Allgemeinen kann man diese Persönlichkeiten als impulsiv, aggressiv und schlecht an soziale Regeln und Konventionen angepasst beschreiben. Auch Skala 4 ist inhaltlich in 5 Untergruppen aufgegliedert: familiäre Disharmonie (Pp 1), Autoritätsprobleme (Pp 2), Unbeirrbarkeit durch soziale Probleme (Pp 3), soziale Entfremdung (Pp 4), mangelndes Selbstvertrauen (Pp 5) (Harris und Lingoes, 1955). Mit zunehmendem Alter findet eine tendenzielle Verminderung der Werte auf Skala 4 statt (Greene, 2000).

Skala 5: Männliche versus weibliche Interessen (Mf)
Die eigentliche Intention dieser Skala war es, die Homo- und/ oder Heterosexualität des Testteilnehmers zu eruieren. Heute wird diese Skala eher im Sinne geschlechtsrollenspezifischen Verhaltens interpretiert. Generell beschreiben die Items Gefühle, Interessenshaltungen, Sozialbeziehungen und Hobbies, in denen Männer sich von Frauen unterscheiden („Ich gehe gerne auf die Jagd", „Ich habe niemals in meinem Leben gern mit Puppen gespielt"). Es wird versucht, maskuline Verhaltensweisen in weiblichen Probanden und umgekehrt feminine Persönlichkeitseigenschaften in männlichen Probanden zu erfassen. Frauen mit hohen Werten auf dieser Skala sind abenteuerlustig und mutig (Todd und Gynther, 1988), während Männer mit hohen Werten als passiv, sensibel und einfühlsam beschrieben werden. Frauen mit niedrigen Werten identifizieren sich eher mit einem traditionellen Frauenbild und zeigen sich schüchtern, zurückhaltend und nachgiebig (Greene, 2000). In der heutigen Zeit sind diese Beschreibungen freilich angreifbar und somit hat Skala 5 auch viele Kritiker, da Erziehung, Schulbildung und Emanzipation Frauen männlicher und umgekehrt Männer weiblicher erscheinen lässt.

Skala 6: Paranoia (Pa)
Mit Hilfe von 40 Items werden abnormes Misstrauen, Wahnvorstellungen und paranoide Gedanken des Probanden eingeschätzt. Items wie „Ich glaube, man hat sich gegen mich verschworen" oder „Ich glaube, man spioniert mir nach" werden von paranoiden Persönlichkeiten typischerweise mit „Zutreffend" beantwortet. Harris und Lingoes unterteilten die Paranoiaskala in 3 Subskalen: Verfolgungsgedanken (Pa 1), Sensibilität (Pa 2) und Naivität (Pa 3) (Harris und Lingoes, 1955). Skala 5 zeigt häufiger falsch positive Ergebnisse, nicht-paranoide Personen haben also erhöhte

Werte auf der Skala. Vestre und Watson konnten zeigen, dass 9 von 22 Personen mit Werten von über 75 auf dieser Skala keine paranoide Symptomatik aufwiesen. Daher werden gesunde Personen mit hohen Werten eher als sensibel und emotional interpretiert, eventuell mit einer Neigung zu leicht paranoidem Verhalten, das aber durch ausreichenden Realitätsbezug gut kompensiert werden kann (Vestre und Watson, 1972).

Skala 7: Psychasthenie (Pt)
Hier werden Zwangsgedanken, Zwangshandlungen, Zwangsimpulse, übertriebene Ängste und Sorgen sowie hohe Moralvorstellungen, Ansprüche und großes Bemühen um Kontrolle abgefragt. „Es passiert mir oft, dass ich mir um etwas Sorgen mache" wird von psychasthenischen Persönlichkeiten meist bejaht. Frauen haben durchschnittlich höhere Werte auf Skala 7 als Männer, während Alter und Bildung keinen Einfluss auf die Werteausprägung auf dieser Skala zu haben scheinen (Butcher et al., 1989; Colligan et al., 1983; Koeppl et al., 1989).

Skala 8: Schizophrenie (Sc)
Skala 8 wurde bereits in der Einleitung dieser Arbeit sehr ausführlich beschrieben. Mit 78 Items ist sie die umfangreichste Skala des MMPI-2. Es wird eine große Vielfalt an ungewöhnlichen Erlebnissen, Erfahrungen, merkwürdigen Ideen und Gefühlen („Es kommt mir oft so vor, als ob die Dinge nicht wirklich wären") sowie sozialer Rückzug („Ich mag keine Leute um mich herum"), verarmte Familienbeziehungen und Probleme in der Impulskontrolle abgefragt. Anfängliche Bemühungen, separate Skalen für die einzelnen Subtypen der Schizophrenie zu entwickeln, scheiterten an der ausgeprägten Heterogenität innerhalb der einzelnen Untergruppierungen. Die 6 Harris-Lingoes-Subskalen der Schizophrenieskala sind ebenfalls in Kapitel 1.5.1 bereits ausführlich erläutert.

Skala 9: Hypomanie (Ma)
Die Items geben Merkmale manischer und hypomanischer Zustände, wie Überaktivität („Ich habe Zeiten, in denen ich so ruhelos bin, dass ich nicht lange auf einem Stuhl sitzen kann"), Grandiosität („Ich bin eine wichtige Persönlichkeit"), Egozentrik und Reizbarkeit und einige damit verbundene Persönlichkeitseigenschaften, wie extremer Anspruch und Extraversion, wieder. Auch Skala 9 wurde von Harris und Lingoes untergruppiert: mangelnde Moral (Ma 1), Antriebssteigerung (Ma 2), Unerschütterlichkeit (Ma 3) und Größenwahn (Ma 4) (Harris und Lingoes, 1955).

Skala 0: soziale Introversion (Si)

In diesen 69 Items wird unterschieden, ob jemand extrovertiert ist, soziales Geschick an den Tag legt und aktiv am Gesellschaftsleben teilnimmt („Ich gehe gern ins Theater") oder ob jemand eher schüchtern und zurückgezogen ist, sich in Gesellschaften unwohl fühlt und es vorzieht, alleine zu sein („Bei Parties neige ich eher dazu, allein oder nur mit einer anderen Person zusammen zu sitzen als mich unter die Menge zu mischen"). Die individuelle Werteausprägung auf Skala 0 kann nicht in direktem psychopathologischen Zusammenhang aufgefasst werden. Erhöhte Werte werden sowohl bei gesunden Personen als auch bei psychiatrischen Patienten auf ähnliche Weise interpretiert, nämlich als sehr introvertierte, vielleicht auch unsichere und ängstliche Persönlichkeitsstruktur (Graham et al., 1997). Allerdings dürfen bei der Interpretation dieser Skala die Werte auf den anderen Skalen nicht unberücksichtigt gelassen werden. Zum Beispiel muss bei einer Kombination aus hohen Werten auf Skala 0 und Skala 8 (Schizophrenie) an ein schizoides Residualstadium mit sozialem Rückzug gedacht werden (Greene, 2000).

3.2.1.1 Validitätsskalen des MMPI-2

Vor der Interpretation eines MMPI-2-Profils muss festgelegt werden, ob das Profil für eine klinische Deutung überhaupt geeignet ist. Von großem Interesse ist hierfür die Ermittlung der individuellen Antworttendenz, vornehmlich einer eventuellen Ja-Sage-Tendenz, Nein-Sage-Tendenz oder einer Reaktion auf die Items im Sinne der sozialen Erwünschtheit. Zudem ist die Beantwortung des Inventars unter Zuhilfenahme des Zufallsprinzips auszuschließen (Engel, 1999) und gegebenenfalls die Neigung zu Abwehr und/ oder Übertreibung der Testperson zu eruieren.

Zu den Basisskalen des MMPI-2 gehören neben den klinischen Skalen auch die 3 Validitätsskalen L (Lügenskala), F (Seltenheitsskala) und K (Korrekturskala). Neben diesen klassischen gibt es darüber hinaus noch 2 Zusatzvaliditätsskalen: VRIN und TRIN (Inkonsistenzskalen), die zusammen mit den klassischen Validitätsskalen die Beurteilung der Gültigkeit von Testergebnissen ermöglichen. Nur wenn anzunehmen ist, dass in der Beurteilung der Items die Selbstwahrnehmung des Testteilnehmers präzise wiedergegeben ist, ist die Interpretation sinnvoll.

Ein Testprotokoll kann aus verschiedenen Gründen ungültig sein. So etwa können Probanden eine große Anzahl an Items unbewertet lassen, verschiedene Einstellungen vorspielen oder die Testinstruktionen nicht befolgen. Die Validitätsindikatoren des MMPI-2 können derartige Verfälschungen des Protokolls aufdecken.

Die Anzahl der unbearbeiteten Items darf 29 nicht überschreiten, sonst ist das Testergebnis ungültig. Es gibt allerdings einige legitime Gründe dafür, manche Items nicht zu beantworten. So kann jemand, der von früher Kindheit an Waise war, sich möglicherweise nicht in der Lage fühlen, Items zu beantworten, in denen Gefühle den Eltern gegenüber erfragt werden.

Manche Probanden beschreiben bei der Beantwortung der Items systematisch eine Persönlichkeitsstruktur, die sie selbst für wünschenswert halten, nicht aber zwangsläufig der realen Selbstwahrnehmung entspricht. Da aus derartigen Testprotokollen kaum sinnvolle Schlussfolgerungen abgeleitet werden können, ist im MMPI-2 eine Lügenskala L integriert, um die Wahrscheinlichkeit einer solchen zugrunde liegenden Motivation zu ermitteln. Die Lügenskala beinhaltet Items, die dem Probanden die Möglichkeit geben, verschiedene kleine Mängel und Charakterfehler einzugestehen (z.B. „Ich sage nicht immer die Wahrheit"). Werden dieses oder ähnliche Items allerdings überdurchschnittlich oft mit „Nicht zutreffend" beantwortet, ergeben sich deutlich höhere Werte auf der L-Skala. Diese vermindern die Aussagefähigkeit der klinischen Skalen. Sehr niedrige Werte auf der L-Skala können hingegen das Bemühen widerspiegeln, emotionale Probleme zu übertreiben. Die Lügenskala gibt allerdings keine allgemeine Tendenz zur Lüge oder Verstellung im Alltagsleben wieder.

Testunwillige Personen beantworten die Items häufig nach dem Zufallsprinzip. Bei Probanden mit mangelnder Intelligenz oder extremer Leseschwäche passiert nahezu das Gleiche. Wiederum andere übertreiben ihre Schwierigkeiten und Sorgen, um besonders große Aufmerksamkeit zu erwecken. Alle diese Einstellungen gegenüber dem Test verursachen erhöhte Werte auf der F-Skala (Seltenheitsskala). Die Seltenheitsskala besteht aus Items, die von fast allen Personen gleichförmig beantwortet werden („Es berührt mich nicht besonders, wenn ich Tiere leiden sehe" wird im Allgemeinen verneint). Menschen, die immer wieder ungewöhnlich auf derartige Inhalte reagieren, erreichen einen hohen F-Wert. Es ist meist nützlich, den Wert der F-Skala in der ersten Hälfte des Tests mit dem F-Wert der zweiten Hälfte des Tests zu vergleichen. Fällt der F-Wert des zweiten Teils deutlich höher aus als der F-Wert des ersten Teils des Tests, kann man folgern, dass die Testperson die Bearbeitung kooperativ begonnen hat, im Verlauf jedoch nachlässig wurde. Unterstützt wird die F-Skala von den beiden Inkonsistenzskalen TRIN und VRIN. TRIN deckt die Tendenz auf, bevorzugt in eine Richtung zu antworten, ohne den Inhalt der Items gebührend zu berücksichtigen. Die Skala besteht aus Itempaaren gegensätzlichen Inhalts. Ein Proband antwortet dann inkonsistent, wenn er beide Items in die gleiche Richtung entweder mit „Zutreffend" oder „Nicht zutreffend" beantwortet. Ein hoher TRIN-Wert zeigt demnach die Neigung des Probanden an, das Inventar wahllos zu beantworten. Die VRIN-Itempaare dagegen sind teils ähnlichen, teils gegensätzlichen Inhalts. Jedes Itempaar wird auf Inkonsistenz überprüft. Der Rohwert der VRIN-Skala ist die Gesamtzahl der Itempaare, die inkonsistent beantwortet wurden. Hohe VRIN-Werte sprechen ebenfalls für eine wahllose Beantwortung des Inventars. Die TRIN- und VRIN-Skalen sollen die L- und F-Skalen sinnvoll ergänzen. Beispielsweise deutet ein hoher F-Wert in

Kombination mit einem hohen VRIN-Wert darauf hin, dass das Ergebnis wegen Unachtsamkeit des Probanden nicht verwertbar ist, während ein hoher F-Wert zusammen mit einem niedrigen VRIN-Wert Unachtsamkeit ausschließen kann und der hohe F-Wert folglich inhaltlich interpretiert werden muss.

Eine letzte Validitätsskala ist die Korrekturskala K. Sie ist der komplexeste Validitätsindikator des MMPI-2, weil sie in der Lage ist, auch weniger offensichtliche, subtilere Bemühungen, sich selbst besonders gesund und psychisch stabil darzustellen, ohne dabei völlig unglaubhaft zu wirken, aufzudecken. Der Inhalt der Items bezieht sich auf Eigenschaften, die viele Personen sich und ihrer Familie ungern eingestehen. Erhöhte Werte auf der K-Skala geben also die diffizile Tendenz wieder, Antworten derart zu wählen, dass eventuelle psychische Probleme oder Sorgen möglichst verborgen bleiben. Die Korrekturskala detektiert den subtilen Widerstand, in irgendeiner Weise inkompetent, schlecht angepasst oder hilfsbedürftig zu erscheinen („Ich mache mir Sorgen um Geld und Geschäfte" wird dabei häufig verneint). Diverse Untersuchungen konnten zeigen, dass höhere K-Werte mit höherem sozioökonomischen Status korrelieren (Dahlstrom und Lachar, 1986). Personen mit beachtlichem Ansehen und hoher sozialer Wertschätzung riskieren möglicherweise ungern Enthüllungen über psychische Schwierigkeiten oder Familien- und Eheprobleme, die einen Verlust eben diesen Rufs riskieren könnten. Die Verwendung der K-Skala zur Korrektur der individuellen Werteausprägung auf den einzelnen klinischen Skalen mindert den Einfluss, den diese Antworttendenz auf die Werte und somit auf die Interpretationsmöglichkeiten auf den klinischen Skalen hat. K-korrigiert sind im Einzelnen die Skalen 1 (Hypochondrie), 4 (Psychopathie, Soziopathie, antisoziale Persönlichkeit), 7 (Psychasthenie), 8 (Schizophrenie) und 9 (Hypomanie).

3.2.2 Das Neurotizismus-Extraversions-Offenheits-Fünf-Faktoren-Inventar

Beim Neurotizismus-Extraversions-Offenheits-Fünf-Faktoren-Inventar (NEO-FFI) von Costa und McCrae handelt es sich um ein faktorenanalytisch konstruiertes Fragebogenverfahren, welches der Erfassung individueller Merkmalsausprägungen in den Bereichen Neurotizismus, Extraversion, Verträglichkeit, Offenheit und Gewissenhaftigkeit dient (Costa und McCrae, 1989; Costa und McCrae, 1992). Diese 5 Faktoren entstanden aus einer Sammlung von mehr als 4500 Eigenschaftsbegriffen, die Beschreibungen des menschlichen Verhaltens darstellten (Allport, 1936). Es konnte gezeigt werden, dass in dieser Wortsammlung eine Struktur aus 5 Dimensionen enthalten ist (Borkenau und Ostendorf, 1993), die heute das Big Five Modell darstellt und die Grundlage für das NEO-FFI bietet. Die 5 Faktoren lassen sich über die unterschiedlichen Erhebungsmethoden hinweg immer wieder replizieren und stellen somit ein reliables und valides Konzept zur Beschreibung von Persönlichkeit dar. Jeder der 5 Bereiche ist im NEO-FFI durch 12 Items repräsentiert. Jedes Item kann auf einer fünfstufigen Ratingskala entweder mit „Starke Zustimmung", „Zustimmung", „Neutral", „Ablehnung" oder „Starke Ablehnung" beantwortet werden.

Im deutschsprachigen Raum begannen die Arbeiten mit diesem Inventar im Jahr 1986. Bei der Übersetzung der Items aus dem Englischen wurde vor allem auf die identische inhaltliche Bedeutung mit dem Originalitem Wert gelegt, denn die Zugehörigkeit zu dem jeweiligen Faktor sollte sich durch die Translation in die deutsche Sprache nicht ändern. Deshalb wurde der sinngemäßen Übertragung der streng am Wortlaut orientierten Übersetzung der Vorzug gegeben (Borkenau und Ostendorf, 1993).

1. Die Skala für **Neurotizismus** erfasst individuelle Unterschiede in der emotionalen Stabilität. Der Begriff *Neurotizismus* darf nicht im Sinne einer psychischen Störung missverstanden werden. Vielmehr ist das Merkmal dimensional konzipiert und dient genau wie alle anderen Skalen des Inventars der Erfassung eines Persönlichkeitsmerkmals. Der Kern dieser Dimension liegt in der Erfassung der Fähigkeit, mit, vor allem negativen, Emotionen umzugehen und diese entsprechend zu verarbeiten. Personen mit stark ausgeprägtem Neurotizismus sind leicht aus dem Gleichgewicht zu bringen. Im Vergleich zu emotional stabilen Menschen erleben sie häufiger negative Gefühlszustände und sind öfter erschüttert, betroffen, unsicher, verlegen, ängstlich und traurig. Sie neigen zu unrealistischen Ideen und sind weniger dazu in der Lage, ihre Bedürfnisse zu kontrollieren und in Stresssituationen angemessen zu reagieren („Wenn ich unter Streß stehe, fühle ich mich manchmal, als ob ich zusammen bräche") (Borkenau und Ostendorf, 1993).

2. **Extraversion** beschreibt gesellige, selbstsichere, heitere, optimistische und energische Persönlichkeitsmuster. Extravertierte fühlen sich in Gruppen wohl („Ich habe gerne viele Leute um mich herum"), im Gegensatz zu Introvertierten, die eher den Wunsch haben, alleine zu sein („Ich ziehe es gewöhnlich vor, Dinge alleine zu tun"). Die Charakterisierung einer introvertierten Person fällt nicht ganz leicht, da Introversion nicht zwangsläufig das gegenteilige Bild von Extraversion darstellt (Costa und McCrae, 1992). So sind Introvertierte eher zurückhaltend als unfreundlich, eher unabhängig als folgsam und eher ausgeglichen als unsicher. Introvertierte sind nicht notwendigerweise ängstlich, pessimistisch oder unglücklich (Borkenau und Ostendorf, 1993). Diese Auffassung von Extraversion und Introversion unterscheidet sich demnach von dem Extraversionskonzept Jungs´.

3. **Offenheit für Erfahrung** meint das Ausmaß der Beschäftigung mit neuen Erfahrungen, Erlebnissen und Eindrücken. Personen mit hohen Offenheitswerten haben ein reges Phantasieleben,

nehmen ihre eigenen Gefühle sehr akzentuiert war, sind wissbegierig, intellektuell und künstlerisch („Mich begeistern die Motive, die ich in der Natur finde"). Sie sind eher bereit, bestehende Normen kritisch zu hinterfragen und auf neuartige Weltanschauungen einzugehen. Personen mit niedrigen Werten auf dieser Skala sind eher konservativ, ziehen Bekanntes und Bewährtes vor und sind emotional etwas gedämpft („Poesie beeindruckt mich wenig oder gar nicht") (Borkenau und Ostendorf, 1993).

4. Ebenso wie Extraversion ist **Verträglichkeit** in erster Linie eine Dimension, die zwischenmenschliches Verhalten beschreibt. Personen mit hohen Werten auf dieser Skala begegnen ihren Mitmenschen mit Verständnis, Wohlwollen und Mitgefühl („Ich versuche zu jedem, dem ich begegne, freundlich zu sein"). Sie sind kooperativ und hilfsbereit und verspüren ein starkes Harmoniebedürfnis. Niedrige Werte dagegen gehen häufiger mit Misstrauen gegenüber den Absichten anderer und Egozentrik einher („Im Hinblick auf die Absichten anderer bin ich eher zynisch und skeptisch"). Diese Personen verhalten sich eher kompetitiv als kooperativ (Borkenau und Ostendorf, 1993).

5. Das Konzept der Impulskontrolle spielt in den verschiedenen Persönlichkeitstheorien eine wichtige Rolle. Im Laufe ihrer Entwicklung lernen die meisten Menschen, ihre triebhaften Wünsche zu beherrschen. Die Unfähigkeit, den eigenen Impulsen zu widerstehen, wird im NEO-Modell als ein Indikator für Neurotizismus gewertet. Daneben gibt es jedoch eine zweite Art von Selbstkontrolle, nämlich die aktive Planung, Organisation und Durchführung von Aufgaben. Dies ist die Grundlage der Dimension **Gewissenhaftigkeit**. Personen mit hohen Werten beschreiben sich als fleißig, ausdauernd, systematisch, diszipliniert, pünktlich und ordentlich. Im Gegensatz dazu sind Individuen mit niedrigen Punktwerten auf dieser Skala nachlässig, gleichgültig und unbeständig. Sie verfolgen ihre Ziele also mit geringerem Engagement („Ich vertrödele eine Menge Zeit bevor ich beginne") (Borkenau und Ostendorf, 1993).

Bei der Auswertung werden die 5 Antwortalternativen zunächst mit den Ziffern 0 bis 4 kodiert, eine Neutralantwort hat demnach die Ziffer 2. Bei den invertiert formulierten Items wird die Kodierung umgepolt, folglich wird bei diesen Items eine 0 zu einer 4, eine 1 zu einer 3, eine 3 zu einer 1 und eine 4 zu einer 0. Zur Erhebung des Mittelwertes M wird die Summe der Itemwerte durch die Anzahl der Items dividiert. Der Mittelwert macht die Beantwortungstendenz innerhalb der einzelnen Skalen deutlich. Wenn $M<2$ hat der Proband den Items der entsprechenden Skala eher nicht zugestimmt, wenn $M>2$ trat Zustimmung häufiger auf als Ablehnung (Borkenau und Ostendorf, 1993).

Da die durch das NEO-FFI erfassten Konstrukte nicht frei von Bewertung sind, stellt sich die Frage nach der Verfälschbarkeit der einzelnen Skalenwerte durch die Probanden und nach der Erkennung von Personen, die sich bei der Beantwortung der Items nicht von Fakten, sondern vom Gesichtspunkt der möglichst positiven Bewertung ihrer Antworten leiten lassen. Grundsätzlich ist das NEO-FFI verfälschbar. Unterschiedliche Studien haben gezeigt, dass Aufforderungen zu einer positiven bzw. negativen Selbstdarstellung zu deutlichen Ergebnisveränderungen führen (Häcker et al., 1979). Dennoch wurde bisher auf eine Lügen- oder soziale Erwünschtheitsskala verzichtet, da sie auch Nachteile, wie die Verlängerung des Tests, bringt und die Validität solcher Skalen für das NEO-FFI nie erwiesen werden konnte (McCrae und Costa, 1983; Borkenau und Ostendorf, 1992). Ein sicheres Ausschlusskriterium für einen validen Testwert allerdings ist das Auslassen zu vieler Items. Bei weniger als 10 beantworteten Items pro Skala ist von einer Verwendung des Testwerts des Probanden abzusehen.

Ein Problem ist ferner die Rekrutierung einer repräsentativen Probandenstichprobe zur Erhebung von Normwerten, da die Bereitschaft zur Teilnahme an den Untersuchungen mit einem oder mehreren der erfassten Persönlichkeitsvariablen korreliert. Insbesondere beim Merkmal Offenheit für Erfahrung ist ein solcher Zusammenhang plausibel: größere Offenheit für Erfahrung geht mit einer erhöhten Bereitschaft zur Teilnahme an psychologischen Untersuchungen einher. Somit ist der erhobene Mittelwert eine Überschätzung der mittleren Ausprägung von Offenheit in der Population. Eine solche Verzerrung kann auch durch die Untersuchung umfangreicher Probandenstichproben nicht beseitigt werden (Borkenau und Ostendorf, 1993).

Die einzelnen Skalen des NEO-FFI korrelieren untereinander. Das Vorzeichen der Korrelationen lässt sich aus der Ähnlichkeit/ Unähnlichkeit der sozialen Erwünschtheit der erfassten Merkmale vorhersagen. Während Extraversion, Verträglichkeit, Gewissenhaftigkeit und Offenheit positiv bewertet werden, wird Neurotizismus negativ bewertet. Entsprechend korreliert die Neurotizismusskala negativ mit den Skalen für Extraversion, Verträglichkeit, Gewissenhaftigkeit und Offenheit, welche untereinander wiederum positiv korrelieren (Borkenau und Ostendorf, 1991). Frauen haben durchschnittlich höhere Neurotizismus- und Verträglichkeitswerte als Männer (Borkenau und Ostendorf, 1993). Neben diesen geschlechtsspezifischen Effekten beeinflusst auch das Alter der Testperson die individuellen Skalenwerte. Ältere Personen tendieren zu niedrigeren Neurotizismus-, Extraversions- und Offenheitswerten und zu höheren Verträglichkeits- und Gewissenhaftigkeitswerten als jüngere Personen. Da diese Daten allerdings aus Querschnittsdaten stammen, bleibt unklar, ob diese Effekte individuelle Entwicklungsverläufe oder Kohorteneffekte widerspiegeln. Es gibt Hinweise darauf, dass Persönlichkeitsmerkmale sich intraindividuell sehr viel weniger verändern als Querschnittsdaten dies suggerieren (Costa und McCrae, 1992). Wiederholte Untersuchungen an denselben Personen im Abstand von 2 Jahren wiesen ein erhebliches Maß an Stabilität auf. Dies zeigt auch, dass das NEO-FFI primär die unterschiedliche individuelle Ausprägung in überdauernden Persönlichkeitseigenschaften und weniger fluktuierende Zustände erfasst (Borkenau und Ostendorf, 1991).

3.2.3 Das Temperament- und Charakter-Inventar

Das Temperament- und Charakter-Inventar (TCI) von Cloninger wurde als Testbatterie entwickelt, um individuelle Unterschiede zwischen Menschen in 7 Grunddimensionen des Temperaments und des Charakters zu erfassen. Das TCI leitet sich vom Tridimensional Personality Questionnaire (TPQ) ab, in dem lediglich 3 Temperamentdimensionen (*novelty seeking, harm avoidance, reward dependence*) enthalten waren. Es setzt sich aus 240 Items zusammen, die jeweils mit „Richtig" oder „Falsch" beantwortet werden können. Jede der 7 Dimensionen, von denen 4 Temperament- und 3 Charakterdimensionen sind, ist annähernd normalverteilt.

Cloningers psychobiologisches Konzept der Persönlichkeit geht davon aus, dass die Temperamentdimensionen zum großen Teil erblich bedingt, genetisch eigenständig und voneinander unabhängig sind. In groß angelegten Zwillingsstudien konnte dies mehrfach bestätigt werden (Heath et al., 1994; Stallings et al., 1994). Sowohl in Stichproben gesunder als auch psychisch kranker Personen waren die Temperamentdimensionen ungeachtet der aktuellen Stimmungslage höchst reliabel und stabil (Brown et al., 1992; Joffe et al., 1993). Sie sind neurobiologisch begründet und zeitlebens relativ beständig. Sie führen zu vorhersagbaren Verhaltensmustern der jeweiligen Person auf einen Wahrnehmungsstimulus hin. Im Gegensatz zum NEO-FFI sind hohe Werte auf den Temperamentskalen des TCI nicht zwangsläufig erwünschter oder wertvoller als niedrige. Extreme, hohe wie niedrige, Ausprägungen bringen sowohl Vor- als auch Nachteile für das Individuum in der Auseinandersetzung mit sich und seiner Umwelt.

Die Dimensionen sind im Einzelnen:

1. **Neugierverhalten** (*novelty seeking*) ist Ausdruck des Verhaltensaktivierungssystems, das die Aktivierung von Reaktionen auf neue Reize und Signale hin determiniert. Personen mit ausgeprägtem Neugierverhalten neigen zu Erregbarkeit, Überschwänglichkeit, Impulsivität und gelegentlich auch Jähzorn. Die Vorteile von ausgeprägtem Neugierverhalten bestehen in enthusiastischem und schnellem Engagement für alles Neue und Unbekannte. Die Nachteile bestehen in exzessivem Ärger und schnellem Rückzug, wann immer Wünsche frustriert werden.

Dies kann zu Unbeständigkeit in Beziehungen führen. Im Gegensatz dazu werden Personen mit niedrigem Neugierverhalten als gleichgültig, desinteressiert, nachdenklich und ruhig beschrieben. Das dopaminerge System, insbesondere die dopaminerge Projektion vom Hirnstamm zum Striatum, scheint in diesem zerebralen Verhaltensaktivierungssystem eine wesentliche modulierende Rolle zu spielen (Cloninger et al., 1999).

2. **Schadensvermeidung (*harm avoidance*)** ist Ausdruck des Systems der Verhaltenshemmung, das Reaktionen auf Signale der Bestrafung oder des Nichtbelohntwerdens umfasst. Personen mit hohen Schadensvermeidungswerten sind eher vorsichtig, besorgt und nervös. Sie tendieren zu scheuem und gehemmtem Verhalten, ihr Energieniveau ist eher niedrig und sie fühlen sich leicht ermüdbar. Infolgedessen benötigen sie mehr Ermutigung als andere und sind ungewöhnlich empfindlich gegenüber Kritik. Die Vorteile bestehen in einer großen Sorgfalt und Umsicht bei bestehender Gefahr; Nachteile können entstehen, wenn Bedrohung unwahrscheinlich ist, trotzdem aber antizipiert wird. Personen mit niedrigen Werten sind eher kühn, gelassen und optimistisch. Sie beeindrucken durch Dynamik, Lebhaftigkeit und Tatenkraft, können allerdings durch Nichtbeachtung von Warnsignalen sich selbst und andere gefährden. Serotonerge Projektionen zur Amygdala und zum Hippocampus spielen vermutlich eine wichtige Rolle in der Neuromodulation der Verhaltenshemmung (Cloninger et al., 1999).

3. **Belohnungsabhängigkeit (*reward dependence*)** ist Ausdruck des Systems der Aufrechterhaltung von einmal belohntem Verhalten. Personen mit hohen Werten auf dieser Temperamentskala sind gutmütig, liebevoll und feinfühlig. Sie suchen den Austausch mit ihren Mitmenschen und sind typischerweise sehr beliebt. Ein Hauptvorteil von hohen Werten besteht im Verständnis für die Gefühle anderer und in warmen sozialen Beziehungen. Der Nachteil ist in der Abhängigkeit von der Bestätigung durch andere zu suchen. Sie brauchen den Schutz und die Unterstützung von Familie, Freunden und Kollegen, treffen ungern Entscheidungen und tun sich schwer, selbständig zu handeln. Personen mit niedrigen Werten dagegen werden als unempfindlich, kalt und gefühllos beschrieben. Sie ziehen es vor, Distanz zu wahren und beginnen selten eine offene Kommunikation. Vorteile von geringer Belohnungsabhängigkeit sind praktische und objektive Ansichten, die nicht durch das Bemühen, zu gefallen, entfremdet sind. Diese soziale Loslösung kann natürlich auch von Nachteil sein, wenn dadurch wertvolle zwischenmenschliche Beziehungen nicht aufrechterhalten werden. Es wird angenommen, dass Belohnungsabhängigkeit mit der postsynaptischen Noradrenalinsensitivität von Neuronen im frontalen Kortex zusammenhängt (Cloninger et al., 1999).

4. **Beharrungsvermögen** (*persistence*) ist die jüngste Dimension in Cloningers Konzept (Cloninger et al., 1991) und scheint die individuellen Unterschiede in der Reaktion auf intermittierende Verstärkung widerzuspiegeln. Hohe Werte in dieser Skala reflektieren fleißige und hart arbeitende Personen, Enttäuschung und Ermüdung ungeachtet. Diese Menschen sind bereit, große Opfer für Erfolge zu bringen. Man kennt sie als die typischen Workaholics, leistungsorientiert, ehrgeizig und perfektionistisch, die bei der Aussicht auf Belohnung ihre Arbeit noch intensivieren und an erfahrungsgemäß erfolgreichen Strategien festhalten. Niedrige Werte erreichen inaktive, träge und unzuverlässige Personen. Sie tun selten etwas freiwillig, geben schnell auf und zeigen wenig Ausdauer. Selbst bei Aussicht auf Belohnung verstärken sie ihre Anstrengungen nicht. Sie sind Pragmatiker, zufrieden mit ihren gegenwärtigen Leistungen und selten um bessere oder größere Dinge bemüht. Man nimmt an, dass Projektionen aus dem Hippokampus in den Nucleus accumbens wesentlichen Einfluss auf das Beharrungsvermögen nehmen (Cloninger et al., 1999).

Da Beharrungsvermögen keinem Neurotransmittersystem eindeutig zugeordnet werden kann, verzichteten wir in dieser Arbeit auf die Auswertung dieser Dimension.

Mit Hilfe von intrakraniellen PET-Untersuchungen, in denen aufgrund von Messungen des regionalen Glucoseverbrauchs auf die neuronale Aktivität geschlossen werden kann, konnten Korrelationen zwischen Cloningers Temperamentdimensionen und regionalen Hirnaktivitäten nachgewiesen werden. So etwa ist Belohnungsabhängigkeit positiv mit der Glucoseutilisation im rechten mittleren sowie inferioren Temporallappen assoziiert, während Neugierverhalten negativ mit der Aktivität im rechten Temporallappen korreliert (Youn et al., 2002).

Die Beobachtung, dass ein hoher Grad an Neugierverhalten mit immensen Prolaktinkonzentrationen im Blut einhergehen kann (Cloninger et al., 1999), unterstützt die neurobiologischen Hypothesen von Cloningers biosozialer Persönlichkeitstheorie. Gemäß Cloningers Theorie ist Neugierverhalten mit einer niedrigen basalen Dopaminfreisetzung assoziiert, was sehr gut die hohen Prolaktinspiegel erklärt. Dieses Ergebnis unterstützt daher die Auffassung, dass Dopamin in der Regulation der Verhaltensaktivierung eine wesentliche Rolle spielt. Zudem konnten Beziehungen zwischen der Latenzzeit von evozierten Potentialen und Temperamentdimensionen festgestellt werden. So verglich die Arbeitsgruppe um Donchin und Coles die P300-Latenz mit den TCI-Ergebnissen gesunder Probanden. Als P300-Latenz wird die zentrale Antwort, die man circa 300 Milisekunden nach dem peripher gesetzten Stimulus beobachtet, bezeichnet. Sie reflektiert zum einen die Dauer der Informationsverarbeitung, zum anderen scheint sie aber auch den Stimulusbewertungsprozess, zum Beispiel den Vergleich einer neuen, unerwarteten Information mit einer im Rahmen des Kontexts erwarteten Information, zu repräsentieren (Donchin und Coles, 1988). Bei Probanden mit hohem Beharrungsvermögen wurden durchschnittlich längere Latenzzeiten festgestellt als bei

Probanden mit niedrigen Werten auf dieser Skala. Im Gegensatz dazu zeigten Probanden mit einem hohen Maß an Neugierverhalten wesentlich kürzere Latenzen als Personen mit wenig Neugierverhalten (Kim et al., 2002). Interpretativ lässt dies die Aussage zu, dass Personen mit großem Neugierverhalten, die als impulsive, reizsuchende Personen charakterisiert sind, aufgrund dieser Persönlichkeitskriterien kürzere P300-Latenzen zeigen. Personen mit hohem Beharrungsvermögen tendieren eher zu rigiden Verhaltensweisen, was sich in einer Verlängerung der P300-Latenz ausdrückt.

Die 3 Charakterdimensionen Cloningers beziehen sich auf Selbstkonzepte und individuelle Unterschiede in Zielen und Werten der jeweiligen Person. Unterschiede im Charakter sind abhängig von Familie und Erziehung und werden erst im Laufe des Lebens geprägt (Cloninger et al., 1993). Anders als bei den Temperamentskalen sind hohe Werte in den Charakterdimensionen durchaus erwünscht und weisen auf Reife in persönlichen und sozialen Beziehungen hin.

Die Charakterdimensionen sind:

1. **Selbstlenkungsfähigkeit** (*self-directedness*) basiert auf dem Konzept des Selbst als autonomes Individuum, aus dem sich Gefühle der Würde und des Selbstwerts ableiten. Personen mit hoher Selbstlenkungsfähigkeit haben ein positives Selbstwertgefühl und ausreichend Selbstvertrauen. Ihr charakteristisches Kennzeichen ist die Effektivität, das heißt, sie bringen ihr Verhalten mit ihren freiwillig gewählten Zielen in Übereinstimmung. Personen mit niedriger Selbstlenkungsfähigkeit erscheinen unreif und schwach. Ein inneres Organisationsprinzip scheint ihnen zu fehlen, um sinnvolle Ziele zu setzen und verfolgen zu können. Sie sind auf die Anweisungen eines reifen Führers angewiesen, somit wird ihr Verhalten mehr von Reaktionen auf Druck von außen dominiert, als dass es durch persönliche Ziele und Werte geprägt wäre (Cloninger et al., 1999).

2. **Kooperativität** (*cooperativeness*) ist Folge der Vorstellung eines Selbst als wesentlicher Bestandteil der Gesellschaft und der Menschheit, aus dem Gemeinschafts- und Mitgefühl, Gewissen und Nächstenliebe resultieren. Kooperative Menschen sind gerechte und prinzipienfeste Persönlichkeiten, die äußerst teamfähig sind und die Bedürfnisse anderer respektieren. Niedrige Werte auf dieser Skala gehen mit intolerantem und kritischem Verhalten einher. Diese Personen denken in erster Linie an sich selbst, sind rücksichtslos gegenüber den Gefühlen ihrer Mitmenschen und bevorzugen die Einsamkeit (Cloninger et al., 1999).

3. **Selbsttranszendenz** (*self-transcendence*) ist Ausdruck eines Konzepts des Selbst als Bestandteil des Universums, das Gefühle der Mystik und des Glaubens entstehen lässt. Selbsttranszendente Individuen sind geistreich, erfüllt und sogar weise. Sie sind in der Lage, Ungewissheit zu tolerieren und wirken bescheiden und anspruchslos. Materieller Wohlstand und Macht ist diesen Menschen unwichtig, was in unserer westlichen Gesellschaft vielleicht naiv erscheinen mag. Trotzdem haben selbsttranszendente Personen Anpassungsvorteile, vor allem dann, wenn sie mit Unglück und Leid konfrontiert werden. Im Gegensatz dazu neigen Personen mit geringer Selbsttranszendenz zu Stolz und Überheblichkeit. Ungewissheit und Überraschungen werden schlecht ertragen; sie bemühen sich stets um Kontrolle. Der Umgang mit Tod und Krankheit fällt außerordentlich schwer, was besonders im Alter zu Anpassungsschwierigkeiten führen kann (Cloninger et al., 1999).

Auch das TCI verfügt, ebenso wie das MMPI-2, über Validitätsindikatoren, die Aussagen über die Gültigkeit eines Testergebnisses ermöglichen. Vergleichbar mit den VRIN- und TRIN-Skalen des MMPI-2 sind auch im TCI 2 Inkonsistenzskalen, bestehend aus Items gleichen und gegensätzlichen Inhalts, enthalten. Diese beiden Skalen liefern ein Bewertungsmaß dafür, inwieweit der Testbeantworter konsistent in seinem Antwortverhalten ist. Niedrige Inkonsistenzwerte lassen auf Nachlässigkeit des Antwortenden schließen. Andererseits könnte ein sehr hoher Wert auch darauf hinweisen, dass der Beantworter die Fragen übertrieben sorgfältig in eine Richtung beantwortet, um das Testergebnis zu manipulieren. Auch die Antwortfolgen, also die Anzahl der Sequenzen aufeinanderfolgender Richtig- oder Falsch-Antworten, können zur Validitätsbeurteilung des Testergebnisses herangezogen werden. Der Mittelwert der Normgruppe liegt bei etwa 120 Folgen. Ein ständiges Wechseln zwischen Richtig- und Falsch-Antworten kann ein Hinweis auf wahlloses Beantworten der Fragen ohne Rücksicht auf den Inhalt sein. Ebenso kann eine sehr niedrige Zahl ununterbrochener Folgen auf ein Beantworten ohne Bezug zum Inhalt hinweisen. Kurz vor Ende des TCI wird dem Testteilnehmer die Möglichkeit gegeben, seine Ehrlichkeit in Bezug auf die Beantwortung der Items zu bestätigen oder zu verneinen. Das Item 230 lautet „Ich habe in diesem Fragebogen sehr oft gelogen". Wenn dieses Item mit „Richtig" beantwortet wird, muss der Test notwendigerweise als ungültig angesehen werden. Insgesamt kann man davon ausgehen, dass Validität in Selbstberichten positiv mit Charakterreife assoziiert ist, insbesondere mit hoher Kooperativität und Selbstlenkungsfähigkeit. Reife Individuen akzeptieren sich wahrscheinlich eher so, wie sie sind und beschreiben sich selbst folglich in einer validen Form (Cloninger, 1999).

3.3 Laborverfahren

3.3.1 Genotypisierung

Die genomische DNA aller Studienteilnehmer wurde aus Vollblut mit Hilfe des QIAmp Systems (Qiagen, Deutschland) isoliert. Die Methode beruht auf der Anlagerung von DNA an eine Silica Gel Matrix (Anionenaustauscher), welche in Säulen gepackt ist, und auf einem optimierten Puffersystem für die Zell- und Kernlyse sowie für die Eluierung der DNA aus dem Säulenmaterial. Dieses Verfahren ermöglicht den Verzicht auf toxische und mutagene Substanzen wie Phenol, Chloroform und Isoamylalkohol. Zur Lysierung der Zellen wurden 10 ml EDTA-Blut mit 10 ml kaltem Puffer C1 und 30 ml kaltem H2O 10 Minuten auf Eis inkubiert, dann 15 Minuten bei 1300 x g und 4°C zentrifugiert, der Überstand wurde verworfen. Das erhaltene Pellet wurde in 2 ml kaltem Puffer C1 und 6 ml H2O suspendiert und nochmals 15 Minuten bei 1300 x g zentrifugiert, der Überstand wurde abgeschüttelt. Zur Lysierung der Zellkerne und zum Abbau von Proteinen wurde der Rückstand durch die Zugabe von 10 ml Puffer G2 und 200 µl Protease-K-Lösung aufgelöst und anschließend 60 Minuten bei 50°C inkubiert. Nach der Equilibrierung der Qiagen Tips 500 Säulen mit 10 ml QBT Puffer, wurden die Zellkernlösungen auf das Säulenmaterial aufgebracht, 2 mal mit je 15 ml Puffer QC gewaschen und zuletzt mit 15 ml Puffer QF eluiert.

Anschließend kam die Methode der **Polymerase-Kettenreaktion (PCR)** zur Anwendung. Die PCR ist eine Labormethode zum Nachweis von bestimmten DNA-Abschnitten mit bekannter Sequenz im Erbmaterial. Die DNA liegt normalerweise doppelsträngig vor und wird zu Beginn des Prozesses durch Erhitzen in Einzelstränge getrennt. Am Anfang und am Ende des spezifischen Abschnitts werden Starthilfen, sogenannte Primer gesetzt, die das gegengleiche Muster der DNA besitzen und sich aufgrund dessen an die vorbestimmten Stellen binden können. Zu dem dazwischen liegenden DNA-Abschnitt wird mit Hilfe des Enzyms Polymerase der jeweils gegengleiche (komplimentäre) DNA-Strang synthetisiert. Der derart gebildete Doppelstrang wird durch Erhöhung der Temperatur anschließend wieder getrennt. Damit sind die Bindungsstellen für die Primer erneut frei und der Vorgang kann nach Absinken der Temperatur erneut starten. Nun liegt die doppelte Anzahl der DNA-Abschnitte vor, da dieser bereits einmal neu synthetisiert wurde. Durch häufiges Wiederholen dieses Vorganges wird eine exponentielle Amplifizierung dieses DNA-Abschnittes erreicht.

Unter Verwendung des Light Cycler Systems (Roche Diagnostics) lassen sich die **Fluoreszenz Resonanz Energie Transfer Methode (FRET)** und die Schmelzpunktanalyse kombinieren, die eine Verifizierung des Amplifikationsproduktes und eine Analyse von Punktmutationen erlaubt. Die

Synthese eines spezifischen Amplifikationsproduktes kann während der Reaktion über 2 benachbarte hybridisation probes gemonitort werden. Diese probes liegen innerhalb des Amplifikationsprimerpaares. Das 3´-Ende der einen Probe ist mit dem Donor-Fluorophor (Fluoreszin) markiert, wohingegen das 5´-Ende der benachbarten Probe mit dem Akzeptor-Fluorophor markiert ist. Während FRET wird der Donor-Fluorophor über eine externe Lichtquelle angeregt und emittiert Licht, das durch den zweiten Akzeptor-Fluorophor absorbiert wird. Dieser Energietransfer kann nur passieren, wenn die 2 probes hybridisiert haben und in enger Nachbarschaft zueinander liegen. Der Akzeptor-Fluorophor emittiert nun Licht einer anderen Längenwelle, das spezifisch gemessen wird. Die Schmelzpunktanalyse basiert darauf, dass jede DNA bei einer charakteristischen Temperatur, der Schmelztemperatur Tm, schmilzt, das heißt bei dieser Temperatur ist die Hälfte der helikalen Struktur der DNA verloren gegangen. Die Schmelztemperatur eines DNA-Moleküls wird stark durch die Basenzusammensetzung beeinflusst: DNAs mit GC-reichen Bereichen haben eine höhere Schmelztemperatur als solche mit einem Übergewicht an AT-Basen. Die Kombination des Prinzips der Schmelzpunktanalyse mit hybridization probes ermöglicht die Detektion von Genmutationen in homo- wie heterozygoter Form. Wenn keine Mutation in der Zielsequenz vorliegt, hybridisieren die probes vollständig. Bei einem mutationsbedingtem Missmatch erniedrigt sich jedoch der Tm-Wert des Hybrids, der sich in einem verschobenen Peak der Schmelzkurve darstellt.

3.3.1.1 TNF-α

Die Genotypisierung des TNF-alpha -308 G→A SNP erfolgte anhand des fluorescence resonance energy transfer method (FRET) am Light Cycler (Roche Diagnostics). Eine detaillierte Beschreibung des theoretischen Hintergrunds wurde von Toyota und Kollegen publiziert (Toyota et al., 2000). Für den G→A SNP an Position -308 des TNF-alpha Promoters wurden die folgenden Bedingungen gewählt: forward primer: 5`- TCC TgC ATC CTg TCT ggA Ag -3`; reverse primer: 5`- gTC TTC Tgg gCC ACT cAC Tg - 3`; donor hybridization probe: 5`- TTg Agg ggC ATg ggg ACg ggg T - fluorescein-3`; acceptor hybridization probe: 5`- LCRed640-AgC CTC CAg ggT CCT ACA CAC AAA TCA gTC - 3`. Die PCR wurde mit 50 ng DNA in einem Gesamtvolumen von 10 µl durchgeführt, das 1 µl Reaktionsmischung, 0,4 µM $MgCl_2$, 0,25 µM eines jeden Primers und 0,1 µM jeder hybridization probe entsprechend der Anleitung des Herstellers für 45 Zyklen Denaturierung (95°C, 0 s, ramp rate 20°C/s), Annealing (58°C, 10 s, ramp rate 20°C/s) und Extension (72°C, 10 s, ramp rate 20°C/s) enthielt. Nach der Amplifikation wurde eine Schmelzkurve durch Halten der Reaktion bei 40°C für 30 s und anschließender Erhitzung auf 95°C mit einem Anstieg von 0,1°C/s erstellt. Das Fluoreszenzsignal wurde gegen die Temperatur aufgetragen, um die Schmelzkurve für jede einzelne Probe zu erhalten. Die charakteristischen Peaks traten bei 63°C für das A-Allel und bei 68°C für das G-Allel auf.

3.3.1.2 IL-2

Die Genotypisierung des IL-2 -330 T→G SNP erfolgte anhand des fluorescence resonance energy transfer method (FRET) am Light Cycler (Roche Diagnostics). Für den T→G SNP an Position -330 des IL-2 Promoters wurden die folgenden Bedingungen gewählt: forward primer: 5`- ATg CAA TTA gCT CTT TgT gTg g - 3`; reverse primer: 5' - TTC TTT AAA CCC CCA AAg ACT g - 3'; donor hybridization probe: 5`- TTT CTT TgT CAT AAA ACT ACA C - fluorescein-3`; acceptor hybridization probe: 5`- LCRed640- ACA TgT gAA TAg CAT ATT gTg gTg gAC Aag - 3`. Die PCR wurde mit 50 ng DNA in einem Gesamtvolumen von 10 µl durchgeführt, das 1 µl Reaktionsmischung, 0,4 µM $MgCl_2$, 0,25 µM eines jeden Primers und 0,1 µM jeder hybridization probe entsprechend der Anleitung des Herstellers für 45 Zyklen Denaturierung (95°C, 0 s, ramp rate 20°C/s), Annealing (58°C, 10 s, ramp rate 20°C/s) und Extension (72°C, 10 s, ramp rate 20°C/s) enthielt. Nach der Amplifikation wurde eine Schmelzkurve durch Halten der Reaktion bei 40°C für 30 s und anschließender Erhitzung auf 95°C mit einem Anstieg von 0,1°C/s erstellt. Das Fluoreszenzsignal wurde gegen die Temperatur aufgetragen, um die Schmelzkurve für jede einzelne Probe zu erhalten. Die charakteristischen Peaks traten bei 54°C für das T-Allel und bei 51°C für das G-Allel auf.

3.3.1.3 IL-4

Die Genotypisierung des IL-4 -590 C→T SNP erfolgte ebenso anhand des FRET am Light Cycler (Roche Diagnostics). Für den C→T SNP an Position -590 des IL-4 Promoters wurden die folgenden Bedingungen gewählt: forward primer: 5`- ATC AAA CAT TgC ATT TCA gCC -3`; reverse primer: 5`- gTT gTA Atg Cag TCC TCC Tgg - 3`; donor hybridization probe: 5`- ggA gAA CAT TgT CCC CCA gTg CT - fluorescein-3`; acceptor hybridization probe: 5`- LCRed640- ggT Agg AgA gTC TgC CTg TTA TTC TgC C - 3`. Die PCR wurde mit 50 ng DNA in einem Gesamtvolumen von 10 µl durchgeführt, das 1 µl Reaktionsmischung, 0,8 µM $MgCl_2$, 0,25 µM eines jeden Primers und 0,1 µM jeder hybridization probe entsprechend der Anleitung des Herstellers für 45 Zyklen Denaturierung (95°C, 0 s, ramp rate 20°C/s), Annealing (58°C, 10 s, ramp rate 20°C/s) und Extension (72°C, 10 s, ramp rate 20°C/s) enthielt. Nach der Amplifikation wurde eine Schmelzkurve durch Halten der Reaktion bei 45°C für 30 s und anschließender Erhitzung auf 95°C mit einem Anstieg von 0,2°C/s erstellt. Das Fluoreszenzsignal wurde gegen die Temperatur aufgetragen, um die Schmelzkurve für jede einzelne Probe zu erhalten. Die charakteristischen Peaks traten bei 67°C für das C-Allel und bei 63°C für das T-Allel auf.

3.4 Statistik

Für die statistischen Berechnungen dieser Arbeit wurde SPSS 11.5 für Windows verwendet. Der Altersunterschied zwischen Männern und Frauen wurde anhand des T-Tests ermittelt. Der Zusammenhang zwischen Genotyp und Persönlichkeitsmerkmalen wurde ebenfalls mittels T-Test berechnet. Vor jedem T-Test wurde der Test für Gleichheit der Varianzen nach Levene durchgeführt.

Der Test auf Ausgeglichenheit der Allelverteilung erfolgte nach dem Hardy-Weinberg-Gesetz. Nach Hardy (1908) und Weinberg (1909) sind die beiden Allele A und B eines Gens mit der Frequenz p und q innerhalb einer Population dann im Gleichgewicht, wenn die Genotypen AA, AB und BB im Verhältnis p^2, $2pq$ und q^2 stehen (Attia et al., 2003). Diesem Gesetz entsprechend wurde für alle untersuchten Polymorphismen die Allelverteilung berechnet. Mit Hilfe des Chi^2-Tests wurde überprüft, ob die beobachtete Genotypverteilung von der nach dem Hardy-Weinberg-Gesetz zu erwartenden abweicht.

4 Ergebnisse

4.1 Darstellung des rekrutierten Probandenkollektivs

An der Studie nahmen 65 Frauen und 68 Männer teil. Der Altersdurchschnitt lag bei 31,3 (± 11) Jahren. Zwischen den Geschlechtern bestand kein signifikanter Altersunterschied (Männer: 31,4 Jahre ± 12 Jahre, Frauen: 31,1 Jahre ± 10 Jahre).

Zum Familienstand konnten folgende Daten erhoben werden:

Familienstand	Anzahl der Probanden
Ledig	100
Verheiratet ohne Kinder	18
Geschieden ohne Kinder	4
Verheiratet mit Kindern	6
Geschieden mit Kindern	3
Geschieden, in zweiter Ehe lebend	2

Tabelle 4.1-1: Erfassung des Familienstands innerhalb des Probandenkollektivs

Um den Bildungsstand zu erfassen wurden Schulabschluss und Beruf der Probanden dokumentiert. Es konnten folgende Daten erhoben werden:

besuchte und abgeschlossene Schule	Anzahl der Probanden
Hauptschule	11
Realschule	24
Gymnasium	98

Tabelle 4.1-2: Erfassung der Schulabschlüsse innerhalb des Probandenkollektivs

Die Vielfalt der durch die Probanden vertretenen Berufsgruppen sei in der folgenden Tabelle verdeutlicht (Anzahl der Probanden):

Angestellte/r (3)	Friseurmeister/in (1)	Psychologe/in (1)
Apotheker/in (2)	Reiseverkehrskaufmann/frau (2)	Public Account Manager/in (1)
Arzt/Ärztin (5)	Gelegenheitsarbeiter/in (1)	Radiomoderator/in (1)
Arzthelfer/in (4)	Geograf/in (1)	Gastronom/in (1)
Aushilfskraft (2)	Grafiker/in (2)	Rentner/in (1)

Außenhandelskaufmann/frau (1)	Biologisch technische/r Assistent/in (2)	Medizinisch technische/r Assitent/in (1)
Auszubildende/r (1)	Hausmeister/in (1)	Schauspieler/in (1)
Bankkaufmann/frau (2)	Heilpraktiker/in (1)	Schneider/in (2)
Bauzeichner/in (1)	Hörfunkredakteur/in (2)	Schreiner/in (1)
Beamte/r (1)	Industriedesigner/in (1)	Schüler/in (8)
Betriebswirt/in (1)	Jurist/in (3)	Sekretär/in (2)
Hausfrau/mann (2)	Kartograf/in (1)	Softwareingenieur/in (1)
Buchhändler/in (1)	Manager/in (2)	Speditionskaufmann/frau (2)
Bürogehilfe/in (1)	Kellner/in (3)	Student/in (22)
Bürokaufmann/frau (2)	Koch/Köchin (1)	Übersetzer/in (1)
Chemiker/in (1)	Krankenpfleger/schwester (7)	Unternehmensberater/in (2)
Skilehrer/in (1)	Lektor/in (1)	Verkäufer/in (1)
Detektiv/in (1)	Mathematiker/in (1)	Verwaltungswirt/in (2)
Diplom-Ingenieur/in (1)	Mechaniker/in (1)	Zeitsoldat/in (1)
Diplom-Sozialpädagoge/in (1)	Sanitärinstallateur/in (1)	Zerspannungsmechaniker/in(1)
Erzieher/in (2)	Musiklehrer/in (1)	Zivildienstleistende/r (4)
Filmcutter/in (1)	Praktikant/in (1)	
Flugbegleiter/in (1)	PR-Manager/in (1)	

Tabelle 4.1-3: Berufsgruppen innerhalb des Probandenkollektivs

Die Blutdruck- und Pulsmessung ergab bei 132 Probanden Werte im Normbereich. Einmalig wurden erhöhte Blutdruckwerte von 169/96 mmHg und eine Herzfrequenz von 96/ min gemessen. Unter den 133 Probanden befanden sich 49 Raucher, die im Mittel 15 (± 9) Zigaretten pro Tag rauchten. Der mittlere Alkoholkonsum aller Probanden betrug 1,2 (± 1,0) Liter niedrigalkoholische Getränke (Bier und/ oder Wein) pro Woche. Keiner der Probanden wies Auffälligkeiten im Blutbild oder in den Parametern der klinischen Chemie auf.

Anhand des Wortschatztests von Metzler und Schmidt konnte ein durchschnittlicher IQ-Wert von 114 (± 15) innerhalb der Probandenpopulation ermittelt werden. Dies entspricht, ausgehend vom allgemein anerkannten Mittelwert 100 (± 15), einem hoch-normalen Wert.

4.2 Allelfrequenz und Allelverteilung

4.2.1 TNF-alpha-Polymorphismus (G308A)

Bei 131 Individuen war eine eindeutige TNF-alpha-Genotypisierung möglich. Die Allele verteilten sich wie folgt:

Allelfrequenz: A-Allel = 0,134
G-Allel = 0,866

Genotyp	AA	AG	GG
Beobachtet	2	31	98
Erwartet	2	30	98

Tabelle 4.2.1-1: Beobachtete und nach dem Hardy-Weinberg-Gesetz erwartete Genotypverteilung des TNF-alpha-Polymorphismus

Tabelle 4.2.1-1 zeigt, dass kein signifikanter Unterschied zwischen der Allelverteilung in der Testpopulation und der gemäß dem Hardy-Weinberg-Gesetz erwarteten Allelverteilung bestand ($X^2=0,01256$; df=2; p=0,9937). Homozygotie für das A-Allel zeigten nur 2 Probanden (1,5 %), während 98 Probanden (75 %) homozygot für das Wildtyp-G-Allel waren.

Genotyp	AA	AG	GG
Frauen	2	11	51
Männer	0	20	47

Tabelle 4.2.1-2: Beobachtete Genotypverteilung des TNF-alpha-Polymorphismus bei Männern und Frauen

Es bestand kein signifikanter Unterschied in der Allelverteilung zwischen der weiblichen und der männlichen Population ($X^2=4,710$; df=2; p=0,0949).
Die Genotypen AA und AG wurden aufgrund des seltenen Auftretens von Homozygotie für das A-Allel in eine Gruppe zusammengefasst

Genotyp	AA/AG	GG
Anzahl der Individuen	33 (25 %)	98 (75 %)

Tabelle 4.2.1-3: Genotypverteilung des TNF-alpha-Polymorphismus (A-Allel vorhanden versus A-Allel nicht vorhanden)

4.2.2 IL-2-Polymorphismus (T330G)

Bei 117 Individuen war eine eindeutige IL-2-Genotypisierung möglich. Es ergab sich folgende Allelverteilung:

Allelfrequenz: G-Allel = 0,342
T-Allel = 0,658

Genotyp	GG	GT	TT
Beobachtet	12	56	49
Erwartet	14	53	49

Tabelle 4.2.2-1: Beobachtete und nach dem Hardy-Weinberg-Gesetz erwartete Genotypverteilung des IL-2-Polymorphismus

Es bestand kein signifikanter Unterschied zwischen der Allelverteilung in der Testpopulation und der nach Hardy und Weinberg berechneten Allelverteilung (X^2=0,2321; df=2; p=0,8904). Homozygotie für das G-Allel zeigten nur 12 Probanden (10,3 %), während 49 Probanden (42 %) homozygot für das Wildtyp-T-Allel waren.

Genotyp	GG	GT	TT
Frauen	4	26	21
Männer	8	30	28

Tabelle 4.2.2-2: Beobachtete Genotypverteilung des IL-2-Polymorphismus bei Männern und Frauen

Zwischen den beiden Geschlechtern bestand kein signifikanter Unterschied in der Allelverteilung (X^2=0,06074; df=1; p=0,8053). Aufgrund des relativ seltenen Auftretens von Homozygotie für das G-Allel wurden die Genotypen GG und GT in eine Gruppe zusammengefasst.

Genotyp	GG/GT	TT
Anzahl der Individuen	68 (58 %)	49 (42 %)

Tabelle 4.2.2-3: Genotypverteilung des IL-2-Polymorphismus (G-Allel vorhanden versus G-Allel nicht vorhanden)

4.2.3 IL-4-Polymorphismus (C590T)

Bei 121 Individuen war eine eindeutige IL-4-Genotypisierung möglich. Folgende Allelverteilung wurde ermittelt:

Allelfrequenz: T-Allel = 0,207

C-Allel = 0,793

Genotyp	TT	TC	CC
beobachtet	3	44	74
erwartet	5	40	76

Tabelle 4.2.3-1: Beobachtete und nach dem Hardy-Weinberg-Gesetz erwartete Genotypverteilung des IL-4-Polymorphismus

Tabelle 4.2.3-1 zeigt, dass kein signifikanter Unterschied zwischen der Allelverteilung in der Testpopulation und der gemäß dem Hardy-Weinberg-Gesetz erwarteten Verteilung der Allele bestand ($X^2=0,7171$; df=2; p=0,6987). Weniger als 2,5 % der Probanden waren homozygot für das T-Allel, während 61 % homozygot für das Wildtyp-C-Allel waren.

Genotyp	TT	TC	CC
Frauen	1	21	33
Männer	2	23	41

Tabelle 4.2.3-2: Beobachtete Genotypverteilung des IL-4-Polymorphismus bei Männern und Frauen

Es bestand kein signifikanter Unterschied in der Allelverteilung zwischen Männern und Frauen ($X^2=0,3859$; df=1; p=0,5345).
Auch hier wurden wegen des seltenen Auftretens des T-Allels in homozygoter Form die Genotypen TT und TC in eine Gruppe zusammengefasst.

Genotyp	TT/TC	CC
Anzahl der Individuen	47 (39 %)	74 (61 %)

Tabelle 4.2.3-3: Genotypverteilung des IL-4-Polymorphismus (T-Allel vorhanden versus T-Allel nicht vorhanden)

4.3 Persönlichkeitsvariablen

Die aussagekräftigsten Skalen des MMPI-2 für die Beurteilung einer schizophreniformen Persönlichkeitsstruktur sind die Skalen 8 (Schizophrenie) und 6 (Paranoia). Die Variable Schizophrenie wies in der Gesamtgruppe der untersuchten Probanden einen Mittelwert von 49,8 (±

6,9) auf. Die Variable Paranoia wies einen Mittelwert von 53,1(± 8,2) auf. Die folgenden beiden Grafiken sollen die Verteilung der Merkmalsausprägungen auf Skala 8 und Skala 6 des MMPI-2 innerhalb der Probandenpopulation veranschaulichen.

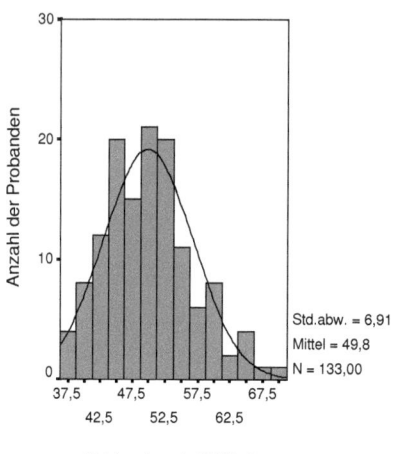

Grafik 4.3-1: Verteilung der Merkmalsausprägungen innerhalb der Probandenpopulation auf Skala 8 des MMPI-2

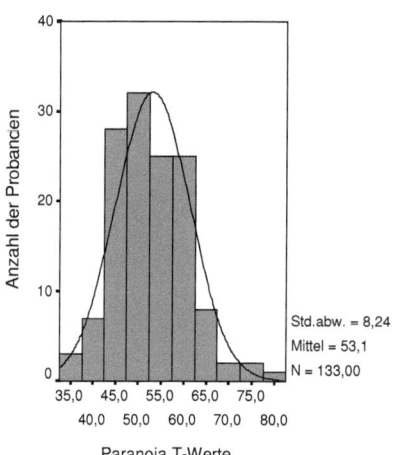

Grafik 4.3-2: Verteilung der Merkmalsausprägungen innerhalb der Probandenpopulation auf Skala 6 des MMPI-2

4.4 Genotyp und Persönlichkeitsinventare

4.4.1 TNF-alpha-Polymorphismus (G308A)

Da Homozygotie für das polymorphe A-Allel äußerst selten auftrat, wurden die Genotypen AA und AG in eine Gruppe zusammengefasst, während Träger des homozygoten G-Allels eine eigenständige Gruppe bildeten. Als herausragendes Ergebnis soll die signifikante Korrelation der homozygoten Ausprägung des G-Allels, also Personen mit dem Wildtyp des TNF-alpha G308A Polymorphismus, mit höheren Werten auf der Schizophrenieskala des MMPI-2 genannt werden. Zudem konnte zumindest ein starker tendenzieller Zusammenhang, wenn auch statistisch nicht signifikant, zwischen homozygoten Trägern des G-Allels und höheren Werten auf der Paranoiaskala des MMPI-2 detektiert werden. Tabelle 4.4.1-1 zeigt die Zusammenhänge im Einzelnen:

MMPI-2	Genotyp	n	MW	SD	T	df	p
Schizophrenie	AA/AG	33	47,3	5,4	-2,543	129	0,012
	GG	98	50,8	7,2			
Paranoia	AA/AG	33	50,9	6,4	-1,877	129	0,063
	GG	98	54,0	8,7			

Tabelle 4.4.1-1: Zusammenhang zwischen TNF-alpha G308A Genotyp und Skala 8 (Schizophrenie) und Skala 6 (Paranoia) des MMPI-2

Nach Berücksichtigung der Harris-Lingoes-Subskalen konnten insbesondere signifikante Assoziationen zwischen dem TNF-alpha G308-Allel und den Schizophrenieunterskalen Sc 5 (Ich-Mangel im Sinne von Hemmungsverlust) und Sc 6 (bizarre Sinneswahrnehmungen) sowie der Paranoiasubskala Pa 1 (Verfolgungsgedanken) gezeigt werden.

MMPI-2	Genotyp	n	MW	SD	T	df	p
Sc 5	AA/AG	33	43,9	5,5	-2,335	83,366	0,022
	GG	98	46,9	8,3			
Sc 6	AA/AG	33	44,0	3,6	-2,771	112,820	0,007
	GG	98	46,6	7,3			
Pa 1	AA/AG	33	44,7	5,5	-2,247	92,97	0,027
	GG	98	47,7	9,1			

Tabelle 4.4.1-2: Zusammenhang zwischen TNF-alpha G308A Genotyp und den Harris-Lingoes-Subskalen Sc 5 (Ich-Mangel im Sinne von Hemmungsverlust), Sc 6 (bizarre Sinneswahrnehmungen) und Pa 1 (Verfolgungsgedanken)

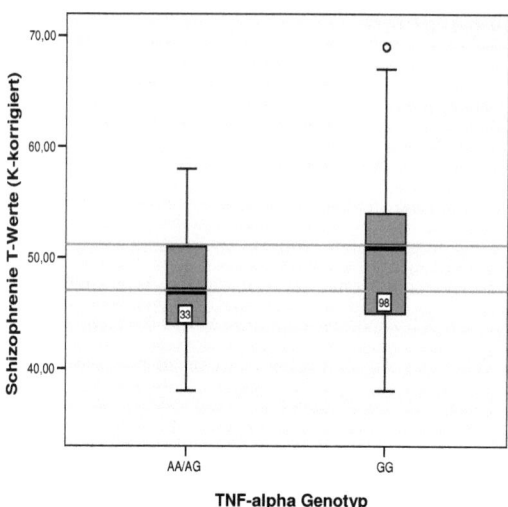

Grafik 4.4.1-1: Zusammenhang zwischen TNF-alpha G308A Genotyp und der Merkmalsausprägung auf Skala 8 (Schizophrenie) des MMPI-2

Auch unter Berücksichtigung von Alter und Geschlecht als Kovariaten ergibt sich in der Multivariatanalyse nach dem allgemeinen linearen Modell ein signifikanter Zusammenhang zwischen dem TNF-alpha G308 Genotyp und erhöhten Werten auf Skala 8 (Schizophrenie) (F=8,529; df=1; p=0,004). Dies unterstreicht die Stabilität und Relevanz des Befundes.

Zwischen dem TNF-alpha-Polymorphismus und den übrigen Subskalen von Skala 8 und Skala 6 des MMPI-2 ergaben sich wie folgt keine signifikanten Zusammenhänge:

MMPI-2	Genotyp	n	MW	SD	T	df	p
Sc 1	AA/AG	33	47,3	6,1	-1,18	91,693	0,241
	GG	98	49,0	10,0			
Sc 2	AA/AG	33	45,7	6,4	-0,896	129	0,372
	GG	98	46,9	7,0			
Sc 3	AA/AG	33	47,2	6,9	-0,173	129	0,863
	GG	98	47,4	7,8			
Sc 4	AA/AG	33	48,5	9,1	-0,236	129	0,814
	GG	98	49,0	10,4			
Pa 2	AA/AG	33	49,0	9,6	-0,964	129	0,337
	GG	98	51,0	10,5			
Pa 3	AA/AG	33	57,5	9,5	-0,964	129	0,337
	GG	98	58,7	10,7			

Tabelle 4.4.1-3: Zusammenhang zwischen TNF-alpha G308A Genotyp und den Harris-Lingoes-Subskalen Sc 1 (mangelndes Vertrauen zu anderen), Sc 2 (inadäquater Affekt), Sc 3 (Ich-Mangel im Denken), Sc 4 (Ich-Mangel im Wollen), Pa 2 (Sensibilität) und Pa 3 (Naivität)

Zwischen dem TNF-alpha G308A Polymorphismus und den übrigen Skalen des MMPI-2 konnten keine signifikanten Zusammenhänge ermittelt werden.

Zwischen dem TNF-alpha G308A Polymorphismus und den 5 Faktoren des NEO-FFI konnten wie folgt keine signifikanten Assoziationen gezeigt werden:

NEO-FFI	Genotyp	n	MW	SD	T	df	p
Neurotizismus	AA/AG	33	1,5	0,7	-0,231	128	0,818
	GG	98	1,5	0,7			
Extraversion	AA/AG	33	2,4	0,4	-1,657	128	0,100
	GG	98	2,6	0,5			
Offenheit	AA/AG	33	2,6	0,5	-0,302	128	0,763
	GG	98	2,6	0,4			
Verträglichkeit	AA/AG	33	2,7	0,4	0,174	128	0,862
	GG	98	2,6	0,5			
Gewissenhaftigkeit	AA/AG	33	2,7	0,5	-0,347	128	0,729
	GG	98	2,7	0,6			

Tabelle 4.4.1-4: Zusammenhang zwischen TNF-alpha G308A Genotyp und den NEO-FFI-Skalen Neurotizismus, Extraversion, Offenheit, Verträglichkeit und Gewissenhaftigkeit

Zwischen dem TNF-alpha G308A Polymorphismus und den Faktoren des TCI wurden wie folgt keine signifikanten Ergebnisse detektiert:

TCI	Genotyp	n	MW	SD	T	df	p
Neugierverhalten	AA/AG	33	53,1	8,7	-0,815	129	0,416
	GG	98	54,8	10,5			
Schadensvermeidung	AA/AG	33	46,1	11,3	-0,316	129	0,752
	GG	98	46,8	10,6			
Belohnungsabhängigkeit	AA/AG	33	51,5	9,8	-0,512	129	0,610
	GG	98	52,4	9,2			
Selbstlenkungsfähigkeit	AA/AG	33	51,0	12,9	0,357	129	0,721
	GG	98	50,2	11,5			
Kooperativität	AA/AG	33	53,8	9,6	0,695	129	0,488
	GG	98	52,2	11,9			
Selbsttranszendenz	AA/AG	33	46,6	11,0	-1,335	129	0,184
	GG	98	49,7	11,4			

Tabelle 4.4.1-5: Zusammenhang zwischen TNF-alpha G308A Genotyp und den TCI-Skalen Neugierverhalten, Schadensvermeidung, Belohnungsabhängigkeit, Selbstlenkungsfähigkeit, Kooperativität und Selbsttranszendenz

4.4.2 IL-2-Polymorphismus (T330G)

Wie in Tabelle 4.4.2-1 dargestellt, wiesen homozygote Träger des Wildtyp-T-Allels im Vergleich zu Trägern des G-Allels signifikant niedrigere Werte auf Skala 6 (Paranoia) des MMPI-2 auf. Allerdings zeigte sich kein signifikanter Unterschied zwischen homozygoten Trägern des T-Allels und Trägern des G-Allels bezüglich der Merkmalsausprägung auf Skala 8 (Schizophrenie).

MMPI-2	Genotyp	n	MW	SD	T	df	p
Schizophrenie	GG/GT	68	49,9	7,2	0,916	115	0,361
	TT	49	48,8	6,1			
Paranoia	GG/GT	68	54,2	8,8	2,121	115	0,036
	TT	49	50,9	7,3			

Tabelle 4.4.2-1: Zusammenhang zwischen IL-2 T330G Genotyp und Skala 8 (Schizophrenie) und Skala 6 (Paranoia) des MMPI-2

Unter Berücksichtigung der Harris-Lingoes-Subskalen der Skala Paranoia des MMPI-2 konnte ein signifikanter Zusammenhang zwischen Trägern des G-Allels und der Paranoiaunterskala Pa 3 (Naivität) festgestellt werden.

MMPI-2	Genotyp	n	MW	SD	T	df	p
Pa 3	GG/GT	68	60,6	10,9	2,6	113,1	0,011
	TT	49	55,8	8,8			

Tabelle 4.4.2-2: Zusammenhang zwischen IL-2 T330G Genotyp und der Harris-Lingoes-Subskala Pa 3 (Naivität)

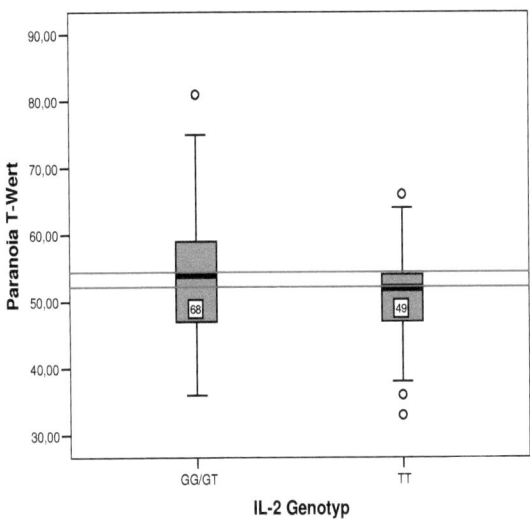

Grafik 4.4.2-1: Zusammenhang zwischen IL-2 T330G Genotyp und der Merkmalsausprägung auf Skala 6 (Paranoia) des MMPI-2

Auch unter Berücksichtigung von Alter und Geschlecht als Kovariaten ergibt sich in der Multivariatanalyse nach dem allgemeinen linearen Modell ein signifikanter Zusammenhang zwischen dem IL-2 T330 Genotyp und geringeren Merkmalsausprägungen auf Skala 6 (Paranoia) des MMPI-2 (F=4,842; df=1; p=0,030). Dies unterstreicht die Stabilität und Relevanz des Befundes.

Zwischen dem IL-2-Polymorphismus und den übrigen Paranoiasubskalen nach Harris und Lingoes zeigten sich wie folgt keine weiteren signifikanten Zusammenhänge:

MMPI-2	Genotyp	n	MW	SD	T	df	p
Pa 1	GG/GT	68	46,7	9,1	0,214	115	0,831
	TT	49	46,4	7,4			
Pa 2	GG/GT	68	50,6	10,6	0,844	115	0,400
	TT	49	49,0	9,3			

Tabelle 4.4.2-3: Zusammenhang zwischen IL-2 T330G Genotyp und den Harris-Lingoes-Subskalen Pa 1 (Verfolgungsgedanken) und Pa 2 (Sensibilität)

Zwischen dem IL-2 T330G Polymorphismus und den übrigen Skalen des MMPI-2 ergaben sich keine signifikanten Korrelationen.

Zwischen dem IL-2 T330G Polymorphismus und den Skalen des NEO-FFI konnten wie folgt keine signifikanten Zusammenhänge ermittelt werden:

NEO-FFI	Genotyp	n	MW	SD	T	df	p
Neurotizismus	GG/GT	68	1,6	0,7	1,767	114	0,080
	TT	49	1,4	0,6			
Extraversion	GG/GT	68	2,6	0,5	-0,530	114	0,597
	TT	49	2,6	0,5			
Offenheit	GG/GT	68	2,7	0,5	-0,302	114	0,596
	TT	49	2,6	0,5			
Verträglichkeit	GG/GT	68	2,7	0,4	-0,251	114	0,802
	TT	49	2,7	0,5			
Gewissenhaftigkeit	GG/GT	68	2,7	0,6	-0,847	114	0,399
	TT	49	2,8	0,5			

Tabelle 4.4.2-4: Zusammenhang zwischen IL-2 T330G Genotyp und den NEO-FFI-Skalen Neurotizismus, Extraversion, Offenheit, Verträglichkeit und Gewissenhaftigkeit

Zwischen dem IL-2 T330G Polymorphismus und dem Faktor Selbstlenkungsfähigkeit des TCI fand sich ein signifikanter Zusammenhang, für die übrigen Faktoren des TCI ergaben sich wie folgt keine signifikanten Ergebnisse:

TCI	Genotyp	n	MW	SD	T	df	p
Neugierverhalten	GG/GT	68	54,5	9,8	-0,073	115	0,942
	TT	49	54,7	10,5			
Schadensvermeidung	GG/GT	68	48,1	11,2	1,604	115	0,112
	TT	49	45,0	9,7			
Belohnungsabhängigkeit	GG/GT	68	51,9	10,1	-0,752	115	0,454
	TT	49	53,3	8,4			
Selbstlenkungsfähigkeit	GG/GT	68	48,7	13,1	-1,933	115	**0,044**
	TT	49	53,0	9,3			
Kooperativität	GG/GT	68	52,3	12,0	-0,298	115	0,766
	TT	49	53,0	11,2			
Selbsttranszendenz	GG/GT	68	48,6	11,6	-0,440	115	0,661
	TT	49	49,6	11,2			

Tabelle 4.4.2-5: Zusammenhang zwischen IL-2 T330G Genotyp und den TCI-Skalen Neugierverhalten, Schadensvermeidung, Belohnungsabhängigkeit, Selbstlenkungsfähigkeit, Kooperativität und Selbsttranszendenz

4.4.3 IL-4-Polymorphismus (C590T)

Bezüglich dem IL-4 C590T Polymorphismus konnte weder ein Zusammenhang zwischen Genotyp und Skala 8 (Schizophrenie) noch ein Zusammenhang zwischen Genotyp und Skala 6 (Paranoia) des MMPI-2 festgestellt werden.

MMPI-2	Genotyp	n	MW	SD	T	df	p
Schizophrenie	TT/TC	47	49,4	6,9	-0,383	119	0,703
	CC	74	49,8	6,5			
Paranoia	TT/TC	47	52,4	7,4	-0,396	119	0,693
	CC	74	53,0	7,9			

Tabelle 4.4.3-1: Zusammenhang zwischen IL-4 C590T Genotyp und Skala 8 (Schizophrenie) und Skala 6 (Paranoia) des MMPI-2

Zwischen dem IL-4 C590T Polymorphismus und den übrigen Skalen des MMPI-2 ergaben sich ebenfalls keine signifikanten Assoziationen.

Zwischen dem IL-4-Polymorphismus und den Skalen des NEO-FFI konnten wie folgt keine signifikanten Zusammenhänge eruiert werden:

NEO-FFI	Genotyp	n	MW	SD	T	df	p
Neurotizismus	TT/TC	47	1,47	0,63	-0,403	118	0,688
	CC	74	1,51	0,66			
Extraversion	TT/TC	47	2,51	0,49	-1,227	118	0,222
	CC	74	2,62	0,46			
Offenheit	TT/TC	47	2,70	0,42	1,416	118	0,159
	CC	74	2,58	0,48			
Verträglichkeit	TT/TC	47	2,70	0,51	0,700	118	0,485
	CC	74	2,63	0,45			
Gewissenhaftigkeit	TT/TC	47	2,66	0,54	-0,615	118	0,539
	CC	74	2,73	0,57			

Tabelle 4.4.3-2: Zusammenhang zwischen IL-4 C590T Genotyp und den NEO-FFI-Skalen Neurotizismus, Extraversion, Offenheit, Verträglichkeit und Gewissenhaftigkeit

Zwischen dem IL-4 C590T Polymorphismus und den Skalen des TCI ergaben sich wie folgt keine signifikanten Assoziationen:

TCI	Genotyp	n	MW	SD	T	df	p
Neugierverhalten	TT/TC	47	54,9	9,8	0,704	119	0,483
	CC	74	53,6	10,4			
Schadensvermeidung	TT/TC	47	46,7	9,9	0,363	119	0,717
	CC	74	46,2	10,9			
Belohnungsabhängigkeit	TT/TC	47	51,9	10,0	-0,523	119	0,602
	CC	74	52,8	9,1			
Selbstlenkungsfähigkeit	TT/TC	47	51,1	9,8	0,257	109,8	0,790
	CC	74	50,6	11,7			
Kooperativität	TT/TC	47	54,9	10,6	1,733	119	0,086
	CC	74	51,2	12,1			
Selbsttranszendenz	TT/TC	47	46,4	10,6	-1,929	119	0,056
	CC	74	50,4	11,5			

Tabelle 4.4.3-3: Zusammenhang zwischen IL-4 C590T Genotyp und den TCI-Skalen Neugierverhalten, Schadensvermeidung, Belohnungsabhängigkeit, Selbstlenkungsfähigkeit, Kooperativität und Selbsttranszendenz

5 Diskussion

5.1 Tumornekrosefaktor-alpha G308A Polymorphismus und schizophreniforme Persönlichkeitsmerkmale

Die menschliche Persönlichkeit mit all ihren Facetten, Ausprägungen und eventuellen Abnormitäten ist lediglich zu einem geringen Anteil durch umweltbedingte Faktoren, wie Erziehung, Elternhaus und zwischenmenschliche Kontakte, geformt (Eaves et al., 1999; Bouchard et al., 2006). Vielmehr ist sie, wie in großen Zwillingsstudien gezeigt werden konnte, zu etwa 2 Dritteln genetisch determiniert (Bouchard Jr. und Loehlin, 2001). Insbesondere Neurotransmittersysteme, wie das dopaminerge und serotonerge System, und deren genetische Verankerung prägen Persönlichkeitsmerkmale (Gerra et al., 2007; Kim et al., 2006; Rosenberg et al., 2006; Shiraishi et al., 2006). Beispielsweise können Mutationen im Bereich von Genen, die für Rezeptoren oder Transporter von Neurotransmittern kodieren, zu veränderten Transkriptionsraten und somit veränderten Konzentrationen derselben führen. Dies wiederum kann deutlich die Funktionalität einzelner Neurotransmittersysteme stören und sich dadurch auf Verhalten und Persönlichkeit des betroffenen Individuums auswirken (Reif und Lesch, 2002; Persson et al., 1997; Zill et al., 2004). Neurotransmitter werden indessen in ihrer Aktivität und Dynamik von Zytokinen, wie Interleukinen und TNF-alpha, beeinflusst (Mehler et al., 1996; Jarskog et al., 1997). Somit ergibt sich die Frage, inwieweit Polymorphismen in Genen von Zytokinen, über den Einfluss auf Neurotransmittersysteme, die Persönlichkeit eines Menschen prägen können.

Vornehmlich für den TNF-alpha, aber auch für die Interleukine 2 und 4, gelang die Beweisführung ihrer Wirkung auf Neurotransmittersysteme (Hayley et al., 2002; Nickola et al., 2001; Beattie et al., 2002; Pizzi et al., 2002; Zalcman et al., 2006) und Persönlichkeit (Reichenberg et al., 2001). Auch im Rahmen der Pathogenese psychiatrischer Erkrankungen, speziell bei der Entstehung von Schizophrenie, konnte der Zytokineinfluss nachgewiesen werden (Schwab et al., 2003; Tan et al., 2003). Basierend auf der Kontinuitätshypothese, die besagt, dass die Krankheit Schizophrenie eine extreme Merkmalsausprägung bestimmter Persönlichkeitskriterien darstellt, die in gemilderter Form auch in gesunden Personen ohne Krankheitswert auftreten können und aus dem Zusammenspiel einer Vielzahl an Risikogenen resultiert, stellt sich folgende Frage: inwieweit kann ein einzelnes Gen, das in Kombination mit zahlreichen anderen Genen und in Verbindung mit externen Stimuli eine Schizophrenie hervorrufen kann, zumindest einen Effekt auf schizophrenieartige Charakterzüge haben, die in stärkerer Ausprägung zur Krankheitsentwicklung beitragen?

Das für TNF-alpha kodierende Gen befindet sich auf Chromosom 6p 21.1 - 21.3, innerhalb der HLA-Region, eine Region, die wiederholt als Risikogenort für Schizophrenie beschrieben wurde (Schwab et al., 2003; Wright et al., 2001). Somit ist auch das Gen des TNF-alpha ein wichtiges Kandidatengen für die Untersuchungen zur Entstehung der Schizophrenie. Bei dem Polymorphismus in der Promoterregion des Gens handelt es sich um einen singulären Basenaustausch von Guanin zu Adenin an Position 308, der funktionelle Relevanz aufweist und zu einer 7 mal höheren Transkriptionsrate des Gens führt (Wilson et al., 1997). Der molekulare Mechanismus für die erhöhte Transkriptionsaktivität des A-Allels ist bis dato ungeklärt, da es keinerlei Hinweise auf Affinitätsunterschiede der Transkriptionsproteine zwischen den beiden Allelen gibt. Es ist also anzunehmen, dass der Polymorphismus einen direkten Effekt auf die Genregulation besitzt. Die Interaktion verschiedener Transkriptionsfaktoren etwa könnte durch die polymorphe Nukleotidsequenz verbessert werden, was zu einer verstärkten Transkription des Gens führen könnte (Wilson et al., 1997). TNF-alpha stellt ein äußerst wichtiges immunomodulatorisches Zytokin mit einer Fülle an proinflammatorischen Wirkungen dar, das mit der Pathogenese verschiedener Autoimmun- und chronischer Entzündungserkrankungen in Verbindung gebracht wird (Wilson et al., 1997). Daher ist anzunehmen, dass eine Veränderung der Transkriptionsrate, und somit auch der peripheren TNF-alpha-Konzentration, Einfluss auf das Immunsystem nimmt. Größtenteils wird TNF-alpha in Monozyten produziert, obwohl auch T- und B-Zellen, NK-Zellen, Endothelzellen, glatte Muskelzellen, Osteoklasten und Fibroblasten an der Produktion beachtlicher Konzentrationen beteiligt sind (Wilson et al., 1997). TNF-alpha wird sowohl zellmembranständig exprimiert als auch, nach Abspaltung der Membranankerdomäne, in löslicher Form sezerniert (Black et al., 1997). Als potentes proinflammatorisches Zytokin stimuliert es die Freisetzung verschiedener anderer Zytokine und Chemokine und initiiert nicht zuletzt die gerichtete Leukozytenmigration zum Entzündungsherd (Roach et al., 2002). Im Rahmen der Infektabwehr aktiviert TNF-alpha neutrophile Granulozyten und fördert die Effektivität von Makrophagen und NK-Zellen (Furst et al., 2006). Während im gesunden menschlichen Organismus freier TNF-alpha in der Regel nicht nachweisbar ist, sind bei chronisch-entzündlichen Erkrankungen erhebliche Mengen im Serum nachweisbar. Im septischen Schock können sogar außerordentlich hohe Konzentrationen gemessen werden (Barth et al., 2002). Auch in der Synovia von Patienten mit rheumatoider Arthritis konnte eine erhöhte TNF-alpha-Freisetzung detektiert werden (Steiner et al., 1999). Es konnte zudem gezeigt werden, dass TNF-alpha insbesondere bei der rheumatoiden Arthritis, aber ebenso bei anderen Autoimunerkrankungen, ein wichtiger initiierender und die Entzündung aufrechterhaltender Faktor ist (Barton et al., 2004). Die zentrale pathogenetische Rolle von TNF-alpha macht man sich auch in der Therapie dieser Erkrankungen zu Nutze, indem man mit anti-TNF-alpha-Substanzen die Aktivität systemisch-entzündlicher Erkrankungen erfolgreich mindert. TNF-alpha-Antagonisten werden in 2 Klassen unterteilt: monoklonale Antikörper gegen TNF-alpha (z.B. Infliximab) und lösliche TNF-alpha-Rezeptoren (z.B. Etanercept). Unterschiede bestehen vor allem in pharmakologischen Aspekten, wie der Halbwertszeit, Bioverfügbarkeit und Verteilungsvolumen, und in der Applikationsform (Furst et al., 2006). Vornehmlich Infliximab scheint eine prolongierte TNF-alpha-Suppression zu erzielen, indem es nicht nur löslichen TNF-alpha, sondern auch zellmembranständigen TNF-alpha bindet und über komplementabhängige Zytolyse die TNF-alpha-exprimierende Zelle, somit vor allem immunkompetente Monozyten, lysiert. Dies erklärt sehr gut die oftmals über Wochen anhaltende Monozytopenie bei Patienten nach Infliximab-Therapie (Lorenz et al., 1995). Obgleich TNF-alpha-Antagonisten eine sehr effektive Therapie bei chronisch-entzündlichen Erkrankungen darstellen, darf die immunsuppressive Nebenwirkung mit daraus resultierenden Infektionen nicht unterschätzt werden.

Schon lange schreibt man Dysregulationen im Immunsystem eine wesentliche pathogenetische Rolle bei der Entstehung der Schizophrenie zu, zumal immer wieder abnorm hohe Konzentrationen an proinflammatorischen Zytokinen und den zugehörigen Rezeptoren im peripheren Blut und im Liquor schizophrener Patienten nachgewiesen werden konnten (Boin et al., 2001). Zytokine sind in die ZNS-Entwicklung involviert und können sowohl direkt mit neuronalen Zellen interagieren als auch indirekt über Neurotransmitter- und Neuropeptidsysteme modulierend wirken. Besonders TNF-alpha kann, abhängig von der jeweiligen Konzentration, sowohl neurotrophe als auch neurotoxische Effekte ausüben und somit neuronales Zellwachstum und Proliferation beeinflussen (Boin et al., 2001).

Diverse Studien untersuchten den Zusammenhang zwischen dem TNF-alpha-Polymorphismus und Schizophrenie und erbrachten teils sehr unterschiedliche Ergebnisse. So berichteten Boin und Kollegen von einer höheren Frequenz des A-Allels bei schizophrenen Patienten im Vergleich zu gesunden Kontrollpersonen (p=0,0042) in einer norditalienischen Studie. Die homozygote Ausprägung des A-Allels fand sich ausschließlich in der Patientengruppe. Aufgrund der höheren Transkriptionsrate führt das A-Allel zu vermehrter TNF-alpha-Produktion. Eine gesteigerte TNF-alpha-Produktion führt zu erhöhten TNF-alpha-Spiegeln und könnte möglicherweise das Risiko, an Schizophrenie zu erkranken, anheben (Boin et al., 2001). Meira-Lima und Kollegen zeigten ebenfalls, dass Schizophrene signifikant häufiger Träger des homozygoten A-Allels sind (Meira-Lima et al., 2003).

Eine Arbeitsgruppe um Buka fand höhere TNF-alpha-Konzentrationen in Serumproben von schwangeren Frauen, deren Kinder später an einer Psychose erkrankten (Buka et al., 2001). Hierbei kommt die vererbte genetische Prädisposition, die später bei den Kindern möglicherweise durch das

Zusammentreffen mit weiteren Risikogenen und eventuell begünstigenden Umweltfaktoren zur Erkrankung führt, klar zum Ausdruck.
Nicht belegt werden konnten diese Ergebnisse von der Arbeitsgruppe um Riedel. Sie konnte keinerlei Unterschiede in der Genotypverteilung oder in der Allelfrequenz zwischen schizophrenen Patienten und gesunden Kontrollpersonen feststellen (Riedel et al., 2002). Im Gegensatz dazu konnte in einer groß angelegten Studie, die über 200 Familien einschloss und in der sowohl schizophrene Patienten als auch deren Eltern und Geschwister untersucht wurden, eine Assoziation des häufiger vorkommenden G-Allels mit Schizophrenie detektiert werden (Schwab et al., 2003). Umgekehrt könnte man hier diskutieren, dass niedrige TNF-alpha-Konzentrationen aufgrund einer verminderten Transkriptionsrate des G-Allels einen unvollständigen Schutz gegen Virusinfektionen bieten, die wesentlich an der Pathogenese der Schizophrenie beteiligt zu sein scheinen (Brown und Susser, 2002). So konnte zum Beispiel gezeigt werden, dass signifikant mehr Personen mit Schizophrenie in den Wintermonaten Dezember bis März geboren sind (Torrey et al., 1997). Obwohl der Grund für diese Saisonalität nicht vollständig geklärt ist und auch jahreszeitlich bedingte Faktoren, wie Temperatur und Länge des Tages, Einfluss haben können, wird dieser Anstieg der Erkrankungsinzidenz bei Wintergeburten sehr stark mit höheren Raten an maternalen Infektionen mit Influenza-, Varizella-Zoster- und Masernviren in Verbindung gebracht (Watson et al., 1984; Mednick et al., 1988; Bagalkote et al., 2001; Brown, 2001; Brown et al., 2004; Brown, 2006). Kinder, die im Februar oder März geboren werden, beenden das zweite Trimenon ihrer Fötalentwicklung im November oder Dezember, also in einer Jahreszeit, in der virale Infektionskrankheiten am häufigsten sind. Dies wiederum würde mit Ergebnissen aus Studien übereinstimmen, die eine Beziehung zwischen pränatalen maternalen Virusinfektionen während des zweiten Trimenons der Schwangerschaft und einem erhöhten Risiko, später an Schizophrenie zu erkranken, herstellen (Barr et al., 1990; Machon et al., 1997; Brown und Susser, 2002; Brown et al., 2004). Erklärt werden könnte dieser Zusammenhang durch entstehende neuroanatomische Schäden bei dem sich entwickelnden Föten, hervorgerufen durch die Virusinfektion (Torrey et al., 1997). Derartige Schäden, wie Erweiterung der Ventrikelräume, Parenchymverlust in den zentralen limbischen Strukturen des Temporallappens oder pathologische Zellanordnungen, konnten bei einem Großteil der Patienten nachgewiesen werden (Möller, 2001). Wenn nun ein Bezug zwischen Schizophrenie und verschiedenen viralen Krankheitserregern besteht, die sich in ihrer Antigenität, Art der Übertragung und teratogenem Potential zum Teil grundlegend unterscheiden, ist ein gemeinsamer Pathogenesemechanismus sehr wahrscheinlich (Brown et al., 2004). Eine naheliegende Erklärung wäre, dass Zytokine diese gemeinsame Endstrecke darstellen, da sie erwiesenermaßen eine wichtige Rolle in der Immunantwort spielen, indem sie als systemische Mediatoren des Wirtsorganismus fungieren (Weizmann und Bessler, 1999). Somit würden

veränderte Zytokinkonzentrationen, insbesondere verminderte TNF-alpha-Spiegel, einen eingeschränkten Schutz des Individuums gegen Virusinfektionen bedeuten, die Vulnerabilität für eine fehlerhafte Gehirnentwicklung erhöhen (Dammann und Leviton, 1997) und pränatale virale Infektionen in Kombination mit niedrigen TNF-alpha-Konzentrationen folglich wichtige Prädispositionsfaktoren für die Entstehung von Schizophrenie darstellen.

Insgesamt scheint der G308A SNP im Gen des TNF-alpha also trotz widersprüchlicher Ergebnisse der Studien eine Rolle in der Krankheitsentstehung der Schizophrenie zu spielen. Auch die Tatsache, dass antipsychotische Medikamente deutlichen Einfluss auf das TNF-alpha-System nehmen (Monteleone et al., 1997), lässt einen entscheidenden Beitrag von TNF-alpha in der antipsychotischen Medikamentenwirkung und somit in der Pathogenese der Schizophrenie vermuten.

Beachtet werden muss allerdings ein großer ethnischer Unterschied in der Genotypverteilung, der in mehreren Arbeiten bereits berichtet wurde (Milicic et al., 2000; Gallagher et al., 1997; Riedel et al., 2002). Dieser könnte zumindest teilweise für die unterschiedlichen Ergebnisse der Studien verantwortlich sein. So etwa reicht die Frequenz des A-Allels von 1-2 % in der japanischen Bevölkerung über rund 7 % in China bis zu 16-19 % bei Kaukasiern (Schwab et al., 2003). In dieser Arbeit wurde eine ethnisch einheitliche, kaukasische Population untersucht.

In unserer Untersuchung konnte eine signifikante Korrelation zwischen homozygoten Trägern des G-Allels und höheren Werten auf der MMPI-2-Skala Schizophrenie (p=0,012) sowie eine deutliche Assoziation, wenn auch statistisch nicht signifikant, zwischen dem homozygoten G-Allel und der MMPI-2-Skala Paranoia (p=0,063) gezeigt werden. Da sich unser Probandenkollektiv ausschließlich aus psychiatrisch gesunden Personen zusammensetzte, bot sich das MMPI-2 als Messinstrument für die Ausprägung von Persönlichkeitsmerkmalen an, da es sowohl in der Lage ist, klinische als auch subklinische, also gesunde, Ausprägungen eines Persönlichkeitsmerkmals zu messen (Walters, 1983; Carter et al., 1999). Dieses Ergebnis stellt demnach einen Zusammenhang zwischen dem G-Allel des TNF-alpha-308- SNP und einer schizophrenieähnlichen Persönlichkeit dar und unterstreicht nicht nur die Bedeutung des TNF-alpha in der Ätiologie der Krankheit Schizophrenie. Es macht deutlich, dass der TNF-alpha-Polymorphismus auch wesentlich für die Entwicklung einer schizophrenieartigen Persönlichkeitsstruktur, im Sinne der dimensionalen Erfassung von Persönlichkeit, ist. Folglich liegt die Vermutung nahe, dass selbst einzelne Gene Einfluss auf bestimmte Persönlichkeitszüge nehmen können. Unser Ergebnis stellt demzufolge eine Verbindung her zwischen Persönlichkeitsgenetik, die sich bislang fast ausschließlich auf Gene der Neurotransmittersysteme bezog, und immunologischen Kandidatengenen, die für Zytokine kodieren.

Nun gibt es unterschiedliche Modelle, die die Rolle des TNF-alpha bei der Pathogenese schizophrenieverwandter Persönlichkeitscharakteristika erklären können. Niedrige TNF-alpha-Konzentrationen scheinen für pränatale (Influenza)-Infektionen zu prädisponieren, welche wiederum einen wichtigen Risikofaktor für Schizophrenie darstellen (Kunugi et al., 1995; O´Callaghan et al., 1991; Sham et al., 1993). Besonders Infektionen im zweiten Trimenon der Schwangerschaft scheinen zu Störungen in der normalen Gehirnentwicklung des Föten zu führen und somit das Risiko für die Entstehung einer späteren Schizophrenie zu erhöhen. Um die in dieser Arbeit dargestellte Beziehung zwischen dem G-Allel des TNF-alpa-308-SNP und schizophreniformen Persönlichkeitsmerkmalen erklären zu können, müsste man davon ausgehen, dass pränatale Influenzainfektionen einen Risikofaktor, nicht nur für die Schizophrenie selbst, sondern auch für derartige Persönlichkeitseigenschaften bei psychisch Gesunden darstellen. Eben dies untersuchte Venables in seiner Mauritiusstudie. Diese Studie untersuchte den Zusammenhang zwischen dem Auftreten von Influenzainfektionen bei Schwangeren und Schizotypiewerten bei deren Kindern und zeigte signifikant höhere Schizotypiewerte bei Kindern, die als Fötus einer maternalen Influenzainfektion ausgesetzt waren (Venables et al., 1996). Eine ähnliche Arbeit führten Machon und Kollegen durch. Mit Hilfe des MMPI-2 untersuchten sie das Persönlichkeitsprofil von mehr als 2300 jungen, finnischen Männern im Rahmen des Militärdienstes, deren Mütter während des zweiten Trimenons ihrer Schwangerschaft der Hong Kong Influenzaepidemie ausgesetzt waren. Die Befunde wurden mit den Ergebnissen einer gesunden Kontrollgruppe verglichen, die sich aus 2 Jahre jüngeren Männern zusammensetzte, während derer Fötalentwicklung keine Influenzaepidemie stattgefunden hatte. Sie konnten zeigen, dass 39 % der exponierten Individuen erhöhte Schizophrenieskalenwerte aufwiesen, während in der Kontrollgruppe dies bei nur 26 % der Männer nachgewiesen werden konnte ($p<0,003$) (Machon et al., 2002). Diese Arbeiten unterstützen demnach vollständig die Annahme, dass eine pränatale Influenzainfektion ein außerordentlich wichtiger Risikofaktor für die schizophrenieähnliche Persönlichkeit ist und dass verminderte TNF-alpha-Spiegel bei homozygoten Trägern des G-Allels aufgrund einer geschwächten antiviralen Immunreaktion das Risiko für eine pränatale Infektion und somit für die Entwicklung einer derartigen Persönlichkeit sehr wahrscheinlich erhöhen können. Auch hier scheint die Influenzainfektion ein teratogenes Agens darzustellen, das während einer kritischen Entwicklungsperiode die normale Differenzierung des Gehirns stört. Allerdings scheinen andere äußere sowie weitere genetische Faktoren zu fehlen, um das Vollbild einer Schizophrenie hervorzurufen.

Zudem können sich veränderte TNF-alpha-Konzentrationen auf Neurotransmittersysteme, insbesondere auf den Glutamathaushalt, auswirken (Beattie et al., 2002). Es wurde festgestellt, dass TNF-alpha nicht nur in Zellen des Immunsystems, sondern auch in Astrozyten des Gehirns produziert wird und dort deutlich die Effektivität exzitatorischer Synapsen verstärkt, indem es die Oberflächenexpression exzitatorischer Glutamatrezeptoren erhöht (Beattie et al., 2002). Auch löslicher, nicht von neuronalen Zellen erzeugter, TNF-alpha kann durch Veränderung der Oberflächenrezeptorkonzentration die synaptische Transmission beeinflussen (Beattie et al., 2002). Dies beweist daher, dass TNF-alpha eine bedeutende Rolle in der Kontrolle der Funktionalität exzitatorischer Glutamatsynapsen spielt, die wiederum Einfluss auf die gesamte Gehirnfunktion nehmen. Besonders in der Pathogenese der Schizophrenie scheint das Glutamatsystem wesentlich zu sein. So wurde postuliert, dass die glutamaterge Transmission, vornehmlich die NMDA-Rezeptorfunktion, in Schizophreniepatienten verändert sei. Diese Hypothese stützt sich auf Beobachtungen, wonach unkompetitive NMDA-Rezeptorantagonisten, wie zum Beispiel Phencyclidin (auch bekannt als die Droge Angel Dust), psychotische Symptome in gesunden Personen hervorrufen, während NMDA-Agonisten schizophrene Symptome mildern können (Pietraszek et al., 2007; Paterson et al., 2006). Im Plasma schizophrener Patienten fanden sich erniedrigte Spiegel an NMDA-Rezeptor-Agonisten (z.B. Glycin) (Müller und Schwarz, 2007). Auch im Tierversuch konnte gezeigt werden, dass Phencyclidin Lern-, Merk- und Gedächtnisvorgänge deutlich stört (Wass et al., 2006; Abdul-Monim et al., 2006). Dies unterstützt ebenfalls die These, dass Veränderungen im Glutamatsystem die synaptische Plastizität und die zerebrale Funktionalität deutlich stören und sogar schizophrene Symptome hervorrufen können. Des weiteren konnte im Tierversuch demonstriert werden, dass die Applikation von NMDA-Rezeptorantagonisten während der Adoleszenz Beeinträchtigungen der Funktion des sensomotorischen Kortex und des thalamischen Gatings, also dem Ausblenden übermäßiger Reizüberflutung, verursacht (Rasmussen et al., 2007). Eine gestörte oder gar fehlende Selektion äußerer Reizeinflüsse stellt ein wesentliches Symptom vieler Schizophrener dar. Besonders interessant ist im Zusammenhang mit Schizophrenie, Phencyclidin und TNF-alpha eine Studie von Paterson und Kollegen. Diese untersuchte nach Phencyclidinapplikation die TNF-alpha-mRNA-Konzentrationen im präfrontalen Kortex, im Kortex, im Hippocampus und im Striatum von Ratten. Es ließen sich signifikant verminderte TNF-alpha-mRNA-Konzentrationen im präfrontalen Kortex, sowohl sofort als auch 24 Stunden nach der Applikation, nachweisen (Paterson et al., 2006). Das unterstützt sehr gut die Hypothese, dass niedrige TNF-alpha-Spiegel über die Beeinträchtigung der glutamatergen synaptischen Transmission einen Risikofaktor für die Entstehung von Schizophrenie darstellen und schizophrenieähnliche Auswirkungen von Drogen über das Glutamat- und Zytokinsystem vermittelt werden. Ein veränderter Glutamathaushalt könnte daher durchaus nicht nur ein Risikofaktor für das Vollbild einer Schizophrenie, sondern auch für milde, klinisch inapparente, schizophrenieartige Persönlichkeitsfaktoren sein.

Die Korrelationen der 6 Harris-Lingoes-Subskalen der Schizophrenieskala des MMPI-2 mit dem TNF-alpha G308A Polymorphismus gaben Aufschluss darüber, welche Bereiche besonders an der signifikanten Assoziation zwischen dem G-Allel und erhöhten Schizophreniewerten beteiligt waren. Insbesondere zeigten die Subskalen 5 (Ich-Mangel im Sinne von Hemmungsverlust) und 6 (bizarre Sinneswahrnehmungen) signifikante Beziehungen mit dem GG-Genotyp. Offenbar unterscheiden sich Individuen mit dem homozygoten G-Allel hauptsächlich in der Wahrnehmung der eigenen Person und dem eigenen Körper von Personen mit mindestens einem A-Allel. Häufiger scheinen Gefühle der Entfremdung und Depersonalisation im Vordergrund zu stehen. Eigene Emotionen werden vermehrt als irritierend und sonderbar erlebt. Zudem treten öfter Schwierigkeiten in der Impulskontrolle auf, sie fühlen sich ihren individuellen Wünschen und Trieben hilflos ausgesetzt.

Daraus kann man im Sinne des Kontinuums der schizophreniformen Erkrankungen folgern, dass obengenannte Verhaltens- und Wahrnehmungsmuster durchaus in einem gesunden Probandenkollektiv durch spezifisches Auftreten eines Genotyps hervorgerufen werden und durch Einwirkung weiterer genetischer und äußerer Einflussgrößen schließlich zur Schizophrenie führen können.

TNF-alpha greift aber nicht ausschließlich in neurochemische Vorgänge ein. Er stellt auch einen außerordentlich wichtigen proinflammatorischen Faktor dar und beeinflusst dadurch im Besonderen immunologische Prozesse. So etwa ist TNF-alpha ein bedeutender inflammatorischer Mediator für die rheumatoide Arthritis (Barton et al., 2004). Gleichzeitig konnte in mehr als 10 Studien demonstriert werden, dass die Prävalenz von rheumatoider Arthritis in schizophrenen Patientengruppen wesentlich geringer ist als in der Gesamtbevölkerung (Oken und Schulzer, 1999; Spector et al., 1990; Allebeck et al., 1985). Umgekehrt zeigte sich, dass Patienten mit rheumatoider Arthritis im Vergleich zu gesunden Kontrollgruppen wie auch im Vergleich zu Patientengruppen mit verschiedenen anderen internistischen Erkrankungen, signifikant niedrigere Werte auf Paranoiaskalen von Persönlichkeitsinventaren erreichten (Gorwood et al., 2004). Auch nach Berücksichtigung von Alter und Geschlecht als mögliche Einflussgrößen konnte dieses Ergebnis repliziert werden. Man kann somit von einer negativen Korrelation zwischen rheumatoider Arthritis und Schizophrenie sprechen. Hierfür gibt es verschiedene Erklärungsansätze. In erster Linie werden Veränderungen in der Funktion des Immunsystems vermutet (Horrobin, 1977; Torrey et al., 2001; Rubinstein, 1997), beispielsweise Unterschiede in der Prostaglandinsynthese, in der Interleukinrezeptorkonzentration und in der Funktion der T- und B-Lymphozyten. Auch den HLA-Polymorphismen wird eine Rolle zugeschrieben, allen voran dem HLA DR4 Antigen, für das sich eine positive Assoziation mit rheumatoider Arthritis (van Jaarsveld et al., 1998) und eine negative Assoziation mit Schizophrenie fand (Arinami et al., 1998). Man könnte also vermuten, dass das

DR4 Antigen einen protektiven Faktor für Schizophrenie darstellt, während es für die rheumatoide Arthritis prädisponiert. Eine ähnliche Hypothese könnte man für den TNF-alpha-308-SNP aufstellen, insbesondere da das Gen des TNF-alpha sich in unmittelbarer Nähe zu den HLA-Genregionen auf Chromosom 6 befindet. Zytokine sind zum einen in der Lage, den Neurotransmittermetabolismus und die neuronale Entwicklung zu beeinflussen (Rothwell et al., 1995), zum anderen spielen sie eine entscheidende Rolle in der Immunantwort. Bei Assoziationsstudien zwischen dem TNF-alpha-308-SNP und der rheumatoiden Arthritis konnte kein direkter Zusammenhang festgestellt werden (Brinkman et al., 1997; Field, 2001; Donn et al., 2001). Es scheint jedoch gerade das polymorphe A-Allel des TNF-alpha-Genpolymorphismus, welches mit höheren Transkriptionsraten einhergeht, mit früherem Erkrankungsalter und verstärkter Knorpelerosion assoziiert zu sein (Balding et al., 2003).

In unserer Untersuchung war die homozygote Ausprägung des G-Allels mit erhöhten Werten auf der Persönlichkeitsskala Schizophrenie des MMPI-2 assoziiert. Interessanterweise spiegelt sich hier die negative Korrelation zwischen rheumatoider Arthritis mit üblicherweise hohen TNF-alpha-Spiegeln und schizophreniformer Persönlichkeitsstruktur mit niedrigen TNF-alpha-Spiegeln wider.

Das homozygote Auftreten des G-Allels war außerdem mit höheren Werten auf der Skala Paranoia des MMPI-2 assoziiert (p=0,063). Das unterstreicht die Relevanz des Ergebnisses. Insbesondere die Unterskala Pa 1 (Verfolgungsgedanken) nach Harris und Lingoes zeigte eine signifikante Korrelation mit dem G-Allel (p=0,027). Auch wenn der Bezug zwischen dem TNF-alpha-Polymorphismus und der Paranoiaskala des MMPI-2 nur tendenziell und nicht statistisch signifikant besteht, muss er doch als wichtiger Hinweis auf einen grundsätzlichen Zusammenhang zwischen Trägern des homozygoten G-Allels und vermehrter externaler Schuldzuweisung für Probleme, Frustration und Fehler und dem Gefühl der Beeinflussung von außen betrachtet werden. Da es sich bei dieser Arbeit um eine Pilotstudie handelt sind weitere Untersuchungen zu besagtem Zusammenhang erforderlich. Insbesondere sind Studien mit größerer Fallzahl notwendig, um die Beziehung zwischen dem G-Allel des TNF-alpha-Gens und der Neigung zu paranoidem Verhalten deutlich zu machen.

Als wichtigstes Ergebnis dieser Arbeit ist sicherlich die signifikante Korrelation zwischen dem G-Allel des TNF-alpha G308A Polymorphismus und einer höheren Werteausprägung auf der Schizophrenieskala des MMPI-2 zu nennen.

5.2 Interleukin-2 T330G Polymorphismus und schizophreniforme Persönlichkeitsmerkmale

Neben den oben beschriebenen Zusammenhängen zwischen dem TNF-alpha G308A Polymorphismus und den Skalen Schizophrenie und Paranoia des MMPI-2 fand sich außerdem eine signifikante Assoziation zwischen der Skala Paranoia und dem G-Allel des IL-2 T330G Polymorphismus.

Das Gen für IL-2 liegt auf Chromosom 4q 26-27 (Degrave et al., 1983). Zahlreiche Studien zeigen eine Korrelation zwischen Veränderungen im Immunsystem, insbesondere Veränderungen in der Konzentration von Zytokinen und der Dichte und Aktivität ihrer Rezeptoren, und dem Auftreten von Schizophrenie. So etwa wurden bei schizophrenen Patienten erhöhte IL-2-Konzentrationen und IL-2-Rezeptorkonzentrationen in Serum und Liquor gemessen (Rapaport et al., 1993; Rapaport et al., 1994; Muller et al., 1997; Akiyama, 1999; Song et al., 2000; Licinio et al., 1993; McAllister et al., 1995; Kim et al., 2000). Dies passt präzise zu dem Ergebnis dieser Arbeit, da das G-Allel mit einer früh einsetzenden und lang anhaltenden erhöhten Produktion von IL-2 assoziiert ist, während das T-Allel in direktem Zusammenhang mit einer reduzierten Zytokinproduktion steht (Hoffmann et al., 2001). Die Probanden mit mindestens einem G-Allel zeigten signifikant höhere Werte auf der Paranoiaskala des MMPI-2. Auch nach Korrektur mit möglichen Einflussgrößen, wie Alter und Geschlecht, blieb der Zusammenhang bestehen.

Andere Autoren allerdings konnten keine Beziehung zwischen IL-2-Konzentrationen und Schizophrenie finden (Baker et al., 1996) oder veröffentlichten entgegengesetzte Ergebnisse, wie erniedrigte IL-2-Serumkonzentrationen bei Schizophrenen (Cazzullo et al., 2001; Theodoropoulou et al., 2001; Ganguli et al., 1993). Die Arbeitsgruppe um Schwarz fand eine signifikante Assoziation zwischen dem homozygoten Auftreten des T-Allels und Schizophrenie (Schwarz et al., 2006). Verschiedene Faktoren, wie zum Beispiel voneinander abweichende Messtechniken der Zytokinkonzentrationen, Unterschiede in Alter und Geschlecht der untersuchten Personen sowie differierende Erkrankungsphasen (akut versus chronisch, aktive Phase versus Remission) und verschiedene Behandlungen mit Neuroleptika könnten diese Diskrepanz in den Ergebnissen erklären (Zhang et al., 2002).

Zumindest innerhalb bestimmter Untergruppierungen der Schizophrenie konnten diverse immunologische Besonderheiten, wie antinukleäre Antikörper (ANA) oder antizytoplasmatische Antikörper (ACA), nachgewiesen werden. Antikörper dieser Art sind charakteristisch für Autoimmunerkrankungen, wie dem Lupus erythematodes oder dem insulinpflichtigen Diabetes mellitus. Daher liegt es nahe, Autoimmunprozessen eine Rolle in der Pathophysiologie mindestens diverser Subtypen der Schizophrenie zuzuschreiben (Ganguli et al., 1993), zumal bei einigen

Schizophrenen auch Antikörper gegen hippocampale Antigene in Kombination mit verminderten IL-2-Konzentrationen nachgewiesen werden konnten (Ganguli et al., 1993; Knight et al., 1992). Die Vermutung, dass IL-2 über den Einfluss auf die katecholaminerge und dopaminerge Neurotransmission in die Pathogenese der Schizophrenie eingreift, wird einerseits bestätigt durch Studien, in denen erhöhte IL-2-Konzentrationen bei unbehandelten schizophrenen Patienten nachgewiesen werden konnten (Licinio et al., 1993), andererseits aber auch durch Ergebnisse aus Tierversuchen mit Mäusen unterstützt, indem sie zeigten, dass nach mehrtägiger intraperitonealer IL-2-Verabreichung erhöhte Dopaminkonzentrationen in den Tieren meßbar waren (Zalcman, 2002). Wenn also ein Zusammenhang zwischen Veränderungen im Zytokinhaushalt und Veränderungen in der Neurotransmission und folglich auch der Pathogenese der Schizophrenie besteht, könnte man der Kontinuitätshypothese zufolge annehmen, dass veränderte Zytokinkonzentrationen auch Einfluss auf die Persönlichkeit eines Individuums nehmen und insbesondere schizophreniforme Persönlichkeitsfaktoren determinieren.

Wie die meisten Zytokine beeinflusst auch IL-2 die Expression einer Vielzahl weiterer Zytokine und Zytokinrezeptoren, was zum Konzept des Zytokinnetzwerks führte. So nimmt IL-2 beispielsweise Einfluss auf die Freisetzung von IL-10, TNF-alpha und TNF-beta aus immunkompetenten Zellen. Dies bedeutet, dass veränderte IL-2-Konzentrationen, möglicherweise basierend auf dem Promoterpolymorphismus, vielfältige Auswirkungen auf die Regulation und Expression anderer Zytokine haben. Insbesondere über die Beeinflussung des TNF-alpha-Haushalts kann wiederum eine Beteiligung an der Entstehung einer Schizophrenie bzw. einer schizophreniformen Persönlichkeit erfolgen.

Jedoch konnte kein Zusammenhang zwischen dem IL-2-Polymorphismus und der Skala 8 (Schizophrenie) des MMPI-2 gezeigt werden. Deswegen muss dieses Ergebnis sehr zurückhaltend bewertet und interpretiert werden, zumal Skala 6 (Paranoia) des MMPI-2 häufiger falsch- erhöhte Werte aufweist (Vestre und Watson, 1972).

Allerdings konnten wir eine signifikante Korrelation zwischen dem T-Allel des IL-2-Polymorphismus in homozygoter Ausprägung und höheren Werten in der Dimension Selbstlenkungsfähigkeit des Temperament- und Charakterinventars von Cloninger feststellen. Personen mit hoher Selbstlenkungsfähigkeit richten ihr Verhalten nach der Verwirklichung der von ihnen gewählten Zielen aus und verfügen über ein ausreichendes Maß an Selbstvertrauen. Das Ergebniss passt sehr gut zu unserer Beobachtung, wonach Testpersonen, die im Gegensatz dazu über mindestens 1 G-Allel verfügen, signifikant höhere Werte auf der Paranoiaskala des MMPI-2 aufweisen. Dies spiegelt ein Verhalten wider, dass eher von Ängsten, Vermeidung und Zweifeln geprägt ist als von Selbstvertrauen und innerer Stabilität. Im Besonderen wiesen Träger des G-Allels höhere Werte auf der Subskala Pa 3 (Naivität) auf. Offenbar scheint innerhalb dieses

Probandenkollektivs vor allem die Verleugnung von niederen Motiven, Missgunst und Feindseligkeit im Vordergrund zu stehen. Moralisch hochstehende Werte werden betont und sich selbst und anderen aufoktruiert. Auch diese Konstitution steht klar im Gegensatz zum Persönlichkeitsgefüge jener Probanden, die sich genotypisch durch die homozygote Ausprägung des T-Allels und phänotypisch durch hohe Selbstlenkungsfähigkeit im TCI auszeichnen. Sie haben klare Vorstellungen von der Bedeutung und Richtung ihres Lebens, sie erkennen und akzeptieren die eigenen Grenzen und die Grenzen anderer und versuchen ihr Bestes zu geben, ohne etwas vorzutäuschen.

5.3 Interleukin-4 C590T Polymorphismus und schizophreniforme Persönlichkeitsmerkmale

Das für IL-4 kodierende Gen liegt auf Chromosom 5q 31.1 (Kelso, 1998) und enthält mehrere Polymorphismen. Da diverse Kopplungsanalysen bei schizophrenen Patienten vor allem auf den C590T SNP hinwiesen (Schwab et al., 2000; Paunio et al., 2001), war diese chromosomale Region auch für unsere Arbeit von besonderem Interesse. Die Gruppen um Rosenwasser und Nakayama beschrieben eine Assoziation zwischen dem T-Allel und höheren Serumkonzentrationen von IgE (Rosenwasser et al., 1995; Nakayama et al., 2000), was eine höhere Transkriptionsrate für das T-Allel im Vergleich zum C-Allel vermuten lässt.

Große Unterschiede in der Allelfrequenz, abhängig von der ethnischen Herkunft der Probanden (Burchard et al., 1999), erschweren Vergleiche zwischen den einzelnen Studien. Eine koreanische Arbeitsgruppe konnte zumindest eine tendenzielle Assoziation zwischen dem C-Allel und dem Auftreten von Schizophrenie (p=0,056) beschreiben (Jun et al., 2003). In einer vergleichbaren Arbeit mit europäischen Probanden konnten Schwarz und Kollegen sogar die signifikante Korrelation zwischen dem homozygoten Auftreten des C-Allels und Schizophrenie aufzeigen (p=0,026). Ursprünglich wurde das T-Allel aufgrund seiner vermutlich erhöhten Promoteraktivität für die IL-4-Transkription und der daraus resultierenden vermehrten Entwicklung naiver T-Zellen zu Th2-Effektorzellen mit konsekutiv steigender B-Zellproliferation und Antikörperproduktion mit Schizophrenie in Verbindung gebracht (Schwarz et al., 2001). Die Arbeitsgruppe um Noguchi konnte allerdings keine vermehrte Transkriptionsaktivität des T-Allels nachweisen (Noguchi et al., 1998). So scheinen der IL-4-Polymorphismus und die daraus resultierenden immunoregulatorischen Effekte zumindest modulierend auf die Krankheitsentwicklung der Schizophrenie einzuwirken, mindestens insofern, als dass sie Einfluss auf die antivirale Immunantwort nehmen und damit indirekt auf einen Risikofaktor der Schizophrenie und der schizophreniformen Persönlichkeit einwirken.

Mittleman und Kollegen beschrieben deutlich messbare IL-4-Konzentrationen im Liquor von Patienten mit juveniler Schizophrenie, während in gesunden Vergleichsgruppen kein IL-4 nachgewiesen werden konnte (Mittleman et al., 1997). Insgesamt existieren jedoch nur sehr wenige Daten über IL-4 bei Schizophrenie. Auch in dieser Arbeit konnten keine Zusammenhänge zwischen dem IL-4 C590T Polymorphismus und einer schizophreniformen Persönlichkeit ermittelt werden. Weder die Skala Schizophrenie noch die Skala Paranoia des MMPI-2 oder die Skalen der übrigen durchgeführten Persönlichkeitsinventare zeigten Assoziationen mit diesem Polymorphismus.

5.4 Kommentar zur Methodik

Die statistische Power oder Teststärke einer Untersuchung ist die Wahrscheinlichkeit, dass man einen bestehenden Unterschied zwischen 2 Gruppen als solchen auch entdeckt. Je größer also die statistische Power ist, desto aussagekräftiger ist das Ergebnis. Die Teststärke ist eng an die Größe der Fallzahl gekoppelt; je größer die Fallzahl, desto stärker ist auch die statistische Power. In unserer Arbeit war die Teststärke offenbar ausreichend, um bestehende Effekte zwischen den Polymorphismen im TNF-alpha- und IL-2-Gen und bestimmten Persönlichkeitsmerkmalen aufzudecken. Dennoch sollte das Ergebnis in einer größeren, unabhängigen Stichprobe repliziert werden. Allerdings kann nicht ausgeschlossen werden, dass die Teststärke zu gering war, um weitere Wirkungen des TNF-alpha- und des IL-2- Polymorphismus auf die Persönlichkeit zu eruieren. Eine Untersuchung in einer größeren Kohorte sollte diesen Sachverhalt nochmals prüfen. Dasselbe gilt für eventuelle Zusammenhänge zwischen dem IL-4-Polymorphismus und Persönlichkeit. Möglicherweise war zum Nachweis eines ebensolchen Effekts die statistische Power dieser Untersuchug zu gering.

Obwohl bei der Auswahl der Probanden darauf geachtet wurde, eine sozioökonomisch repräsentative Stichprobe der Allgemeinbevölkerung Münchens zu rekrutieren, kann nicht ausgeschlossen werden, dass alleine durch die Bereitschaft, an einer solchen Studie teilzunehmen, eine gewisse Selektion eher offener, kontaktfreudiger und experimentierfreudiger Probanden stattgefunden hat. Durch Bezahlung einer relativ großzügigen Aufwandsentschädigung wurde versucht, dieser Selektion gegenzusteuern, wobei dadurch möglicherweise eine anders geartete Selektion stattgefunden haben mag. Verfälschungen dieser Art treten jedoch generell bei Studien zu Persönlichkeit und Persönlichkeitsstörungen auf, bei denen Probanden auf freiwilliger Basis rekrutiert werden und können auch in Untersuchungen großer Fallzahlen nur schwer überwunden werden.

Insgesamt erscheinen die hier vorliegenden Untersuchungsergebnisse sehr plausibel und leisten einen wertvollen Beitrag zum Verständnis der Entstehung der menschlichen Persönlichkeit. Aufgrund der zunehmend erkannten Bedeutung der Zytokine für die Reifung und Funktion des zentralen Nervensystems ist es sinnvoll, Veränderungen in Genen von Zytokinen in der Persönlichkeitsforschung vermehrt zu beachten und ihren Einfluss auf Charaktermerkmale weiter zu erforschen.

6 Zusammenfassung

Nach ausgedehnten Untersuchungen mit Hilfe von Zwillings-, Adoptions- und Familienstudien, die bereits in den zwanziger Jahren des letzten Jahrhunderts ihren Ursprung nahmen, weiß man heute, dass die individuelle Persönlichkeit sowohl genetischen als auch umweltbedingten Einflüssen unterliegt. Der genetische Anteil der Persönlichkeit scheint mit 2 Dritteln dem durch Umwelteinflüsse, wie Erziehung, soziales Umfeld und Erfahrungen, bedingten Anteil überlegen zu sein (Bouchard Jr. und Loehlin, 2001; Eaves et al., 1999).

Ausgehend von Cloningers Hypothese, dass verschiedene Neurotransmittersysteme eng mit diversen Persönlichkeitsmerkmalen sowie mit der Pathogenese vieler psychiatrischer Erkrankungen assoziiert sind, wurden zahlreiche Untersuchungen zum Zusammenhang zwischen Genpolymorphismen unterschiedlicher Kandidatengene in Neurotransmittersystemen und Persönlichkeitsmerkmalen durchgeführt. Sowohl im dopaminergen als auch im serotonergen System konnte die Assoziation zwischen Polymorphismen in Genen zugehöriger Enzyme, Transporterproteine und Rezeptoren und Persönlichkeitsfaktoren belegt werden (Benjamin et al., 1996; Lesch et al., 1996; Brunner et al., 1993).

Nun stehen die Neurotransmittersysteme ihrerseits unter dem Einfluss weiterer Botenstoffe, allen voran unter dem Einfluss von Zytokinen. Zytokine sind eine große Gruppe von Polypeptiden, beinhaltend Interleukine, Chemokine, Wachstumsfaktoren, Interferone und Tumornekrosefaktoren (Nagtegaal et al., 1998). Sie spielen insbesondere für die Funktionalität des Immunsystems eine wesentliche Rolle. Kaum eine andere Peptidgruppe beeinflusst zudem die Entwicklung, Reifung und Differenzierung des zentralen Nervensystems so stark wie Zytokine. Sowohl in vitro- als auch in vivo-Studien zeigen, dass Zytokine sich durch pleiotrope Effekte auf die neuronale Entwicklung auswirken. Dies geschieht durch direkte Rezeptoraktivierung im ZNS, oder aber, wesentlich häufiger, über indirekte Mechanismen, wie Stimulierung der Freisetzung neurotroper Substanzen oder der Einflussnahme auf Neurotransmitter (Mehler et al., 1996). Somit sind nicht nur Gene, die in direktem Zusammenhang mit Neurotransmittern stehen, alleinig interessant für die Persönlichkeitsforschung. Auch immunologisch relevante Gene, die für Zytokine kodieren, rücken vermehrt in den Brennpunkt des Interesses. Aufgabe dieser Arbeit war es daher, verschiedene Genpolymorphismen in Zytokingenen auf ihren Zusammenhang mit Persönlichkeitsmerkmalen hin zu untersuchen.

Da besonders in der Schizophrenieforschung der Nachweis einer starken genetischen Komponente bei der Krankheitspathogenese geführt werden konnte (Asarnow et al., 2001; Kendler et al., 1994; Battaglia et al., 1995; Thaker et al., 1993), sollten mögliche Assoziationen zwischen ausgewählten

Zytokin-Kandidatengenen und schizophrenieartigen Persönlichkeitsfaktoren bei gesunden Kontrollpersonen ermittelt werden. Die Hypothese eines solchen Zusammenhangs erlaubt das Kontinuitätsmodell der schizophreniformen Erkrankungen. Dieses legt nahe, dass die Krankheit Schizophrenie eine extensive Merkmalsausprägung relevanter Persönlichkeitscharakteristika darstellt, die in abgeschwächter Form keinen Krankheitswert besitzen und in Persönlichkeitsmustern gesunder Personen auftreten können. Der ausgeprägte Phänotyp der Schizophrenie resultiert aus dem Zusammenspiel einer Vielzahl an Risikogenen und aus dem Einfluss externer Stimuli.

Die Grundhypothese dieser Arbeit besagt also, dass ein einzelnes Gen, das in Kombination mit vielen anderen Genen und in Verbindung mit äußeren Faktoren eine Schizophrenie hervorrufen kann, per se zumindest Einfluss auf schizophrenieartige Persönlichkeitsmerkmale nehmen kann, die in intensiverer Ausprägung zur Krankheitsentstehung beitragen. Als Kandidatengene wurden das TNF-alpha-Gen (G308A-Polymorphismus in der Promoterregion), das IL-2-Gen (T330G-Polymorphismus in der Promoterregion) und das IL-4-Gen (C590T-Polymorphismus in der Promoterregion) herangezogen. Die Untersuchung erfolgte an 133 gesunden Probanden. Die Erhebung der Persönlichkeitsprofile erfolgte mittels MMPI-2, NEO-FFI und TCI, dreier Persönlichkeitsinventare in Fragebogenform, die sowohl zur Erfassung von Persönlichkeitskriterien bei gesunden Personen als auch zur Diagnostik psychischer Störungen geeignet sind.

Als wichtigstes Ergebnis dieser Arbeit ist die signifikante Korrelation der homozygoten Ausprägung des G-Allels des TNF-alpha-Gens mit höheren Werten auf der Schizophrenieskala des MMPI-2 ($p=0{,}012$) zu nennen. Eine weitere deutliche Assoziation des homozygoten G-Allels, wenngleich statistisch nicht signifikant, konnte mit der Skala 6 (Paranoia) des MMPI-2 detektiert werden ($p= 0{,}063$). Eine Verbindung zwischen TNF-alpha und Schizophrenie wurde bereits in vielen Studien berichtet (Boin et al., 2001; Brown und Susser, 2002; Schwab et al., 2003). Wir konnten erstmals in dieser Arbeit im Sinne der Kontinuitätshypothese den Einfluss von TNF-alpha und dem Polymorphismus im Promoterbereich seines Gens auf eine schizophreniforme Persönlichkeitsstruktur im gesunden Probanden zeigen.

Zudem war es möglich, einen signifikanten Zusammenhang zwischen homozygoten Trägern des IL-2-T-Allels und deutlich niedrigeren Werten auf der Skala Paranoia des MMPI-2 im Vergleich zu Trägern des G-Allels zu ermitteln ($p=0{,}036$). Allerdings konnte ein derartiger Bezug auf der Schizophrenieskala nicht festgestellt werden, so dass dieses Ergebnis äußerst zurückhaltend bewertet werden muss. Auch die übrigen Skalen des MMPI-2, des NEO-FFI und des TCI korrelierten mit dem IL-2-Polymorphismus nicht in signifikanter Weise.

Bezüglich des IL-4 C590T Polymorphismus zeigte sich weder ein Zusammenhang mit der Skala Schizophrenie noch mit der Skala Paranoia des MMPI-2 oder mit den Skalen der übrigen Persönlichkeitsinventare.

Insgesamt soll noch einmal die signifikante Korrelation zwischen Trägern des homozygoten G-Allels des TNF-alpha G308A Polymorphismus und erhöhten Werten auf der Schizophrenieskala und zumindest der tendenzielle Zusammenhang zwischen Trägern des homozygoten G-Allels des TNF-alpha Polymorphismus und erhöhten Werten auf der Paranoiaskala des MMPI-2 hervorgehoben werden, die auch nach Berücksichtigung von möglichen Einflussgrößen, wie Alter und Geschlecht, eindeutig bestehen bleiben. Dieses Ergebnis stellt einen Zusammenhang zwischen dem G-Allel des TNF-alpha G308A Polymorphismus und einer schizophreniformen Persönlichkeit dar und unterstreicht somit die Bedeutung des TNF-alpha und der zugrunde liegenden genetischen Varianten bei der Entstehung einer derartigen Persönlichkeit.

7 Literaturverzeichnis

Abdul-Monim,Z., Reynolds,G.P., Neill,J.C. (2006). The effect of atypical and classical antipsychotics on sub-chronic PCP-induced cognitive deficits in a reversal-learning paradigm. Behav. Brain Res. 169, 263-273.

Adams,W., Kendell,R.E., Hare,E.H., Munk-Jorgensen,P. (1993). Epidemiological evidence that maternal influenza contributes to the aetiology of schizophrenia. An analysis of Scottish, English, and Danish data. Br. J. Psychiatry 163, 522-534.

Akiyama,K. (1999). Serum levels of soluble IL-2 receptor alpha, IL-6 and IL-1 receptor antagonist in schizophrenia before and during neuroleptic administration. Schizophr. Res. 37, 97-106.

Allebeck,P., Rodvall,Y., Wistedt,B. (1985). Incidence of rheumatoid arthritis among patients with schizophrenia, affective psychosis and neurosis. Acta. Psychiatr. Scand. 71, 615-619.

Allport,G.W., Odbert,H.S. (1936). Trait-names: A psycho-lexical study. Psychological Monographs 47 (Whole No. 211).

Ando,T., Dunn,A.J. (1999). Mouse tumor necrosis factor-alpha increases brain tryptophane concentrations and norepinephrine metabolism while activating the HPA axis in mice. Neuroimmunomodulation 6, 319-329.

Arai,K.I., Lee,F., Miyajima,A., Miyatake,S., Arai,N., Yokota,T. (1990). Cytokines: coordinators of immune and inflammatory responses. Annu. Rev. Biochem. 59, 783-836.

Araujo,D.M., Lapchak,P.A., Collier,B., Quirion,R. (1989). Localization of interleukin-2 receptors in the rat brain: interaction with the cholinergic system. Brain Res. 498, 257-266.

Arinami,T., Otsuka,Y., Hamaguchi,H., Itokawa,M., Aoki,J., Shibuya,H., Okubo,Y., Iwawaki,A., Ota,K., Enguchi,H., Tagaya,H., Yano,S., Shimizu,H., Toru,M. (1998). Evidence supporting an association between the DRB1 gene and schizophrenia in Japanese. Schizophr. Res. 32, 81-86.

Arolt,V., Rothermund,M., Wandinger,K.P., Kirchner,H. (2000). Decreased in vitro production of interferon-gamma and interleukin-2 in whole blood of patients with schizophrenia during treatment. Mol. Psychiatry 5, 150-158.

Asarnow,R., Nuechterlein,K., Fogelson,D., Subotnik,K., Payne,D., Russell,A., Asamen,J., Kuppinger,H., Kendler,K. (2001). Schizophrenia and schizophrenia-spectrum personality disorders in the first degree relatives of children with schizophrenia. Arch. Gen. Psychiatry 58, 581-588.

Attia,J., Thakkinstian,A., D'Este,C. (2003): Meta-analyses of molecular association studies: methodologic lessons for genetic epidemiology. J. Clin. Epidemiol. 56, 297-303.

Avrampoulos,D., Stefanis,N.C., Hantoumi,I., Smyrnis,N., Evdokimidis,I., Stefanis,C.N. (2002). Higher scores of self reported schizotypy in healthy young males carrying the high COMT activity allele. Molecular Psychiatry 7, 706-711.

Bagalkote,H., Pang,D., Jones,P.B. (2001). Maternal influenca and schizophrenia. Int. J. Ment. Health 29, 3-21.

Baker,I., Masserano,J., Wyatt,R.J. (1996). Serum cytokine concentrations in patients with schizophrenia. Schizophr. Res. 20, 199-203.

Balding,J., Kane,D., Livingstone,W., Mynett-Johnson,L., Bresnihan,B., Smith,O., FitzGerald,O. (2003). Cytokine gene polymorphisms: association with psoriatic arthritis susceptibility and severity. Arthritis Rheum. 48, 1408-1413.

Barr,C.E., Mednick,S.A., Munk-Jorgensen,P. (1990). Exposure to influenza epidemics during gestation and adult schizophrenia. A 40-year study. Arch. Gen. Psychiatry 47, 869-874.

Barre,W.F., von Oel,C.J., Hulshoff Pol He, Schnack, H.G., Durston,S., Sitskoorn,M.M., Kahn,R.S. (2001). Volumes of brain structures in twins discordant for schizophrenia. Arch. Gen. Psychiatry 58, 33-40.

Barth,E., Fischer,G., Schneider,E.M., Moldawer,L.L., Georgieff,M., Weiss,M. (2002). Peaks of endogenous G-CSF serum concentrations are followed by an increase in respiratory burst activity of granulocytes in patients with septic shock. Cytokine 17, 275-284.

Barton,A., Platt,H., Salway,F., Symmons,D., Barrett,E., Bukhari,M., Lunt,M., Zeggini,E., Eyre,S., Hinks,A., Tellam,D., Brintnell,B., Ollier,W., Worthington,J., Silman,A. (2004). Polymorphisms in the tumour necrosis factor gene are not associated with severity of inflammatory polyarthritis. Ann. Rheum. Dis. 63, 280-284.

Battaglia,M., Bernardeschi,L., Franchini,L., Bellodi,L. (1995). A family study of schizotypal disorder. Schizophr. Bull. 21, 33-45.

Bayon,C., Hill,K., Svrakic,D.M., Przybeck,T.R., Cloninger,C.R. (1996). Dimensional assessment of personality in an out-patient sample: relations of the systems of Millon and Cloninger. J. Psychiat. Res. 30, 341-352.

Beattie,E.C., Stellwagen,D., Morishita,W., Bresnahan,J.C., Ha,B.K., Von Zastrow,M., Beattie,M.S., Malenka,R.C. (2002). Control of synaptic strength by glial TNF-alpha. Science 295, 2282-2285.

Benjamin,J., Ebstein,R.P., Belmaker,R.H. (2002). Personality Genetics. J. Psychiatry Relat. Sci. 39, 271-279.

Benjamin,J., Li,L., Patterson,C., Greenberg,B.D., Murphy,D.L., Hamer,D.H. (1996). Population and familial association between the D4 dopamine receptor gene and measures of Novelty Seeking. Nat. Genet. 12, 81-84.

Black,R.A., Rauch,C.T., Kozlosky,C.J., Peschon,J.J., Slack,J.L., Wolfson,M.F. (1997). A metalloproteinase disintegrin that releases tumour-necrosis factor-alpha from cells. Nature 385, 729-733.

Bleuler,M. (1972). Die schizophrenen Geistesstörungen im Lichte langjähriger Kranken- und Familiengeschichten. Thieme, Stuttgart.

Boin,F., Zanardini,R., Pioli,R., Altamura,C.A., Maes,M., Gennarelli,M. (2001). Association between -G308A tumor necrosis factor alpha gene polymorphism and schizophrenia. Mol. Psychiatry 6, 79-82.

Borkenau,P., Ostendorf,F. (1991). Ein Fragebogen zur Erfassung fünf robuster Persönlichkeitsfaktoren. Diagnostica 37, 29-41.

Borkenau,P., Ostendorf,F. (1992). Social desirability scales as moderator and suppressor variables. European J. of Personality 6, 199-214.

Borkenau,P., Ostendorf,F. (1993). NEO-Fünf-Faktoren Iventar (NEO-FFI) nach Costa und McCrae. Handanweisung. Hogrefe. Verlag für Psychologie, Göttingen.

Borkenau,P., Riemann,R., Spinath,F.M., Angleitner,A. (2006). Genetic and environmental influences on person x situation profiles. J. Pers. 74, 1451-1480.

Bouchard,T.J.Jr., Loehlin,J.C. (2001). Genes, evolution, and personality. Behav. Genet. 31, 243-273.

Brinkman,B.M., Huizinga,T.W., Kurban,S.S., van der Velde,E.A., Schreuder,G.M., Hazes,J.M., Breedveld,F.C., Verweij,C.L. (1997). Tumour necrosis factor alpha gene polymorphisms in rheumatoid arthritis: association with susceptibility to, or severity of, disease? Br. J. Rheumatol. 36, 516-521.

Brown,A.S., Hooton,J., Schaefer,C.A., Zhang,H., Petkova,E., Babulas,V., Perrin,M., Gorman,J.M., Susser,E.S. (2004). Elevated maternal Interleukin-8 levels and risk of schizophrenia in adult offspring. Am. J. Psychiatry 161, 889-895.

Brown,A.S. (2001). Prenatal infection and schizophrenia: a review and synthesis. Int. J. Ment. Health 29, 22-37.

Brown,A.S. (2006). Prenatal infection as a risk factor for schizophrenia. Schizophr. Bull. 32, 200-202.

Brown,A.S., Susser,E.S. (2002). In utero infection and adult schizophrenia. Ment. Retard. Dev. Disabil. Res. Rev. 8, 51-57.

Brown,S.L., Svrakic,D.M., Przybeck,T.R., Cloninger,C.R. (1992). The relationship of personality to mood and anxiety states: a dimensional approach. J. of Psychiatric Res. 26, 197-211.

Brunner,H.G., Nelen,M.R., Breakefield,X.O., Ropers,H.H., Van Oost,B.A. (1993). Abnormal behaviour associated with a point mutation in the structural gene for monoamineoxidase A. Science 262, 578-580.

Buka,S.L., Tsuang,M.T., Torrey,E.F., Klebanoff,M.A., Wagner,R.L, Yolken,R.H. Maternal cytokine levels during pregnancy and adult psychosis. Brain Behav. Immun. 15, 411-420.

Burchard,E.G., Silverman,E.K., Rosenwasser,L.J., Borish,L., Yandava,C., Pillari,A., Weiss,S.T., Hasday,J., Lilly,C.M., Ford,J.G., Drazen,J.M. (1999). Association between a sequence variant in the IL-4 gene promoter and FEV(1) in asthma. Am. J. Respir. Crit. Care Med. 160, 919-922.

Butcher,J.N., Dahlstrom,W.G., Graham,J.R., Tellegen,A., Kaemmer,B. (1989). Minnesota Multiphasic Personality Iventory (MMPI-2). Manual for administration and scoring. University of Minnesota Press, Minneapolis.

Cadenhead,K.S., Braff,D.L. (2002). Endophenotyping schizotypy: a prelude to genetic studies within the schizophrenia spectrum. Schizophr. Res. 54, 47-57.

Callicott,J.H., Bertolino,A., Mattay,V.S., Langheim,F.J., Duyn,J., Coppola,R. (2000). Physiological dsyfunction of the dorsolateral prefrontal cortex in schizophrenia revisited. Cereb. Cortex 10, 1078-1092.

Cannon,T.D., Kaprio,J., Lönnqvist,J., Huttunen,M., Koskenvuo,M. (1998). The genetic epidemiology of schizophrenia in a Finnish twin cohort. Arch. Gen. Psychiatry 55, 67-74.

Capuron,L., Ravaud,A. (1999). Prediction of the depressive effects of interferon alfa therapy by the patient's initial affective state. N. Engl. J. Med. 340, 1370.

Capuron,L., Ravaud,A., Neveu,P.J., Miller,A.H., Maes,M., Dantzer,R. (2002). Association between decreased serum tryptophan concentrations and depressive symptoms in cancer patients undergoing cytokine therapy. Mol. Psychiatry 7, 468-473.

Cardno,A.G., Marshall,E.J., Coid,B., Macdonald,A.M., Ribchester,T.R., Davies,N.J., Venturi,P., Jones,L.A., Lewis,S.W., Sham,P.C., Gottesman,I.I., Farmer,A.M., McGuffin,P., Reveley,A.M., Murray,R.M., (1999). Heritability estimates for psychotic disorders: the Maudsley twin psychosis series. Arch. Gen. Psychiatry 56, 162-168.

Carter,C.S., Perlstein,W., Ganguli,R., Brar,J., Mintun,M., Cohen,J.D. (1998). Functional hypofrontality and working memory dysfunction in schizophrenia. Am. J. Psychiatry 155, 1285-1287.

Carter,J.W., Parnas,J., Cannon,T.D., Schulsinger,F., Mednick,S.A. (1999). MMPI variables predictive of schizophrenia in the Copenhagen high-risk project: a 25-year follow-up. Acta. Psychiatr. Scand. 99, 432-516.

Cases,O., Seif,I., Grimsby,J., Gaspar,P., Chen,K., Pournin,S. (1995). Aggressive behaviour and altered amounts of brain serotonin and norepinephrine in mice lacking MAOA. Science 268, 1763-1766.

Cazzullo,C.L., Sacchetti,E., Galluzzo,A., Panariello,A., Colombo,F., Zagliani,A., Clerici,M. (2001). Cytokine profiles in drug-naive schizophrenic patients. Schizophr. Res. 47, 293-298.

Claridge,G., Beech,T. (1995). Fully and quasi-dimensional constructs of schizotypy. In: Raine,A., Lencz,T., Mednick,S.A. Schizoptypal personality. Cambridge University Press, New York, 192-216.

Cloninger,C.R. (1987). A systematic method for clinical description and classification of personality variants. A proposal. Arch. Gen. Psychiatry 44, 573-588.

Cloninger,C.R. (1991). Brain networks underlying personality development. In: Carroll,B.J., Barrett,J.E. Psychopathology and the Brain. Raven Press, New York, 183-208

Cloninger,C.R., Gilligan, S.B. (1987). Neurogenetic mechanisms of learning: a phylogenetic perspective. J. Psychiatr. Res. 21, 457-472.

Cloninger,C.R., Przybeck,T.R., Svrakic,D.M., Wetzel,R.D. (1999). Das Temperament- und Charakterinventar (TCI). Ein Leitfaden über seine Entwicklung und Anwendung. Manual. Übersetzung und Bearbeitung durch Richter,J., Eisemann,M., Richter,G., Cloninger,C.R. Swets& Zeitlinger B.V., Swets Test Services, Frankfurt.

Cloninger,C.R., Svarkic,D.M., Przybeck,T.R. (1993). A psychobiological model of temperament and character. Arch. Gen. Psychiatry 50, 975-990.

Cohen,M.C., Cohen,S. (1996). Cytokine function: a study in biologic diversity. Am. J. Clin. Pathol. 105, 589-598.

Colligan,R.C., Osborne,D., Swenson,W.M., Offord,K.P. (1983). The MMPI: A contemporary normative study. Praeger, New York.

Costa,P.T., McCrae,R.R. (1989). The NEO PI/FFI manual supplement. Psychological Assessment Resources, Odessa, Florida.

Costa,P.T., McCrae,R.R. (1992). Multiple uses for longitudinal personality data. European J. of Personality 6, 85-102.

Costa,P.T., McCrae,R.R. (1992). Revised NEO Personality Inventory (NEO-PI-R) and NEO Five Factor Inventory. Professional Manual. Psychological Assessment Ressources, Odessa, Florida.

Crocq,M.A., Mant,R., Asherson,P., Williams,J., Hode,Y., Schwartz,J.C. (1992). Association between schizophrenia and homozygosity at the dopamine D3 receptor gene. J. Med. Gent. 12, 858-860.

Dahlstrom,W.G., Welsh,G.S., Dahlstrom,L.E. (1972). An MMPI Handbook. Vol. 1. Clinical interpretation. University of Minnesota Press, Minneapolis.

Dahlstrom,W.G., Lachar,D., Dahlstrom,L.E. (1986). MMPI patterns of American minorities. University of Minnesota Press, Minneapolis.

Deckert,J., Catalano,M., Syagailo,Y.V., Bosi,M., Okladnova,O., Di Bella,D. (1999). Excess of high activity monoamine oxidase A gene promoter allele in female patients with panic disorder. Hum. Mol. Genet. 8, 621-624.

Dammann,O., Leviton,A. (1997). Maternal intrauterine infection, cytokines, and brain damage in the preterm newborn. Pediatr. Res. 42, 1-8.

Degrave,W., Tavernier,J., Duerinck,F., Plaetinck,G., Devos,R., Fiers,W. (1983). Cloning and structure of the human interleukin 2 chromosomal gene. EMBO J. 2, 2349-2353.

Dollfus,S., Germain-Robin,S., Chabot,B., Brazo,P., Delamillieure,P., Langlois,S., van der Elst,A., Campion,D., Petit,M. (1998). Familiy history and obstetric complications in deficit and non-deficit schizophrenia. Eur. Psychiatry 13, 270-272.

Dollfus,S., Ribeyre,J.M., Petit,M. (1996). Family history and deficit form of schizophrenia. Eur. Psychiatry 11, 260-267.

Donchin,E., Coles,M.G.H. (1988). Is the P300 component a manifestation of context updating ? Behav. Brain Sci. 11, 355-425.

Donn,R.P., Barrett,J.H., Farhan,A., Stopford,A., Pepper, L., Shelley,E., Davies,N., Ollier,W.E., Thomson,W. (2001). Cytokine gene polymorphisms and susceptibility to juvenile idiopathic arthritis. British Paediatric Rheumatology Study Group. Arthritis Rheum. 44, 802-810.

Duaux,E., Gorwood,P., Griffon,N., Bourdel,M.C., Sautel,F., Solokoff,P. (1998). Homozygosity at the dopamine D3 receptor gene is associated with opiate dependence. Mol. Psychiatry 3, 333-336.

Dubertret,C., Gorwood,P., Ades,J., Feingold,J., Schwartz,J.C., Sokoloff,P. (1998). Meta-analysis of DRD3 gene and schizophrenia: ethnic heterogeneity and significant association in Caucasians. Am. J. Genet. 4, 318-322.

Eaves,L., Heath,A., Martin,N., Maes,H., Neale,M., Kendler,K., Kirk,K., Corey,L. (1999). Comparing the biological and cultural inheritance of personality and social attitudes in the Virginia 30,000 study of twins and their relatives. Twin. Res. 2, 62-80.

Ebstein,R.E., Benjamin,J., Belmaker,R.H. (2000). Personality and polymorphism of genes involved in aminergic neurotransmission. European J. Pharmacology 410, 205-214.

Ebstein,R.P., Novick,O., Umansky,R., Priel,B., Osher,Y., Blaine,D., Bennett,E.R., Nemanov,L., Katz,M., Belmaker,R.H. (1996). Dopamine D4 receptor (D4DR) exon III polymorphism associated with the human personality trait of Novelty Seeking. Nat. Genet. 12, 78-80.

Engel,R.R. (1999). Handbuch zum deutschen MMPI-2. Verlag Hans Huber, Bern.

Faraone,S.V., Green,A.I., Seidmann,L.J., Tsuang,M.T. (2001). Schizotaxia: clinical implications and new directions for research. Schizophr. Bull. 27, 1-18.

Faraone,S.V., Kremen,W.S., Lyons,M.J., Pepple,J.R., Seidmann,L.J, Tsuang,M.T. (1995). Diagnostic accuracy and linkage analysis: how useful are schizophrenia spectrum phenotypes? American J. of Psychiatry 152, 1286-1290.

Feghali,C.A., Wright,T.M. (1997). Cytokines in acute and chronic inflammation. Front. Biosci. 2, 12-26.

Field,M. (2001). Tumour necrosis factor polymorphisms in rheumatic diseases. QJM 94, 237-246.

Fitzpatrick, P.F. (1999). Tetrahydropterin-dependent amino acid hydroxylases. Annu. Rev. Biochem. 68, 355-381.

Franzek,E., Beckmann,H. (1998). Different genetic background of schizophrenia spectrum psychoses: a twin study. Am. J. Psychiatry 155, 76-83.

Freedman,R., Adler,L.E., Olincy,A., Waldo,M.C., Ross,G.R., Stevens,K.E., Leonard,S. (2002). Input dysfunction, schizotypy, and genetic models of schizophrenia. Schizophr. Res. 54, 25-32.

Fuller Torrey,E. (1987). Prevalence studies in schizophrenia. Br. J. Psychiatry 150, 598-608.

Furst,D.E., Wallis,R., Broder,M., Beenhouwer,D.O. (2006). Tumor necrosis factor antagonists: different kinetics and/ or mechanisms of action may explain differences in the risk for developing granulomatous infection. Semin. Arthritis Rheum. 36, 159-167.

Gallagher,G., Eskdale,J., Oh,H.H., Richards,S.D., Campbell,D.A., Field,M. (1997). Polymorphisms in the TNF gene cluster and MHC serotypes in the West of Scotland. Immunogenetics 45, 188-194.

Ganguli,R., Brar,J.S., Chengappa,K.N., Yang,Z.W., Nimgaonkar,V.L., Rabin,B.S. (1993). Autoimmunity in schizophrenia: a review of recent findings. Ann. Med. 25, 489-496.

Ganguli,R., Brar,J.S., Solomon,W., Chengappa,K.N., Rabin,B.S. (1992). Altered interleukin-2 production in schizophrenia: association between state and autoantibody production. Psychiatry Res. 44, 113-123.

Gerra,G., Zaimovic,A., Garofano,L., Ciusa,F., Moi,G., Avanzini,P., Talarico,E., Gardini,F., Brambilla,F., Manfredini,M., Donnini,C. (2007). Perceived parenting behavior in the childhood of cocaine users: relationship with genotype and personality traits. Am. J. Med. Genet. B. Neuropsychiatr. Genet. 144, 52-57.

van Gestel,S., van Broeckhoven,C. (2003). Genetics of personality: are we making progress? Mol. Psychiatry 8, 840-852.

Gogos,J.A., Morgan,M., Luine,V., Santa,M., Ogawa,S., Pfaff,D. (1998). Catechol-O-methyltransferase-deficient mice exhibit sexually dimorphic changes in catecholamine levels and behaviour. Proc. Natl. Acad. Sci. USA 95, 9991-9996.

Gorwood,P., Pouchot,J., Vinceneux,P., Puechal,X., Flipo,R.M., De Bandt,M., Ades,J. (2004). Rheumatoid arthritis and schizophrenia: a negative association at a dimensional level. Schizophr. Res. 66, 21-29.

Graham,J.R., Ben-Porath,Y.S., McNulty,J.L. (1997). Empirical correlates of low score on MMPI-2 scales in an outpatient mental health setting. Psychological Assessment 9, 386-391.

Greene,R.L. (1991). The MMPI-2/MMPI. An interpretative manual. Allyn & Bacon, Boston.

Greene,R.L. (2000). The MMPI-2. An interpretative manual (2nd edition). Allyn and Bacon, Boston.

Grossberg,S. (2000). The imbalanced brain: from normal behaviour to schizophrenia. Biol. Psychiatry 48, 81-98.

Häcker,H., Schwenkmezger,P., Utz,H. (1979). Über die Verfälschbarkeit von Persönlichkeitsfragebogen und objektiven Persönlichkeitstests unter SD-Instruktion und in einer Auslesesituation. Diagnostica 25, 7-23.

Haider,A.H., Edwin,D.H., MacKenzie,E.J., Bosse,M.J., Castillo,R.C., Travison,T.G., and the LEAP Study Group (2002). The use of the NEO-Five Factor Inventory to assess personality in trauma patients: A two-year prospective study. Journal of Orthopaedic Trauma 16, 660-667.

Hanisch,U.K., Quirion,R. (1993). Modulation of hippocampal acetylcholine release: a potent central action of interleukin-2. J. Neuroscience 13, 3368-3374.

Hanisch,U.K., Quirion,R. (1995). Interleukin-2 as a neuroregulatory cytokine. Brain Res. Rev. 21, 246-284.

Harris,R.E., Lingoes,J.C. (1955). Subscales for the MMPI: An aid to profile interpretation. Mimeographed Materials. Department of Psychiatry, University of California, Los Angeles.

Hayley,S., Wall,P., Anisman,H. (2002). Sensitization to the neuroendocrine, central monoamine and behavioural effects of murine tumor necrosis factor-alpha: peripheral and central mechanisms. Eur. J. Neurosci. 15, 1061-1076.

Heath,A.C., Madden,P.A., Cloninger,C.R., Martin,N.G. (1994). Genetic and environmental structure of personality. In: Cloninger,C.R. Personality and psychopathology. American Psychiatry Press, Washington, DC.

Hoffmann,S.C., Stanley,E.M., Darrin,C.E., Craighead,N., DiMercurio,B.S., Koziol,D.E., Harlan,D.M., Kirk,A.D., Blair,P.J. (2001). Association of cytokine polymorphic inheritance and in vitro cytokine production in anti-CD3/CD28-stimulated peripheral blood lymphocytes. Transplantation 72, 1444-1450.

Holmes,C., Arranz,M.J., Powell,J.F., Collier,D.A., Lovestone,S. (1998). 5-HT2A and 5-HT2C receptor polymorphisms and psychopathology in late onset Alzheimer`s disease. Hum. Mol. Genet. 9, 1507-1509.

Horak,I., Löhler,J., Ma,A., Smith,K.A. (1995). Interleukin-2 deficient mice: a new model to study autoimmunity and self-tolerance. Immunol. Rev. 145, 468-477.

Horrobin,D.F. (1977). Schizophrenia as a prostaglandin deficiency disease. Lancet 1, 936-937.

Huber,G., Gross,G., Schüttler,R. (1979). Schizophrenie. Verlaufs- und sozialpsychiatrische Langzeituntersuchungen an den 1945 bis 1959 in Bonn hospitalisierten schizophrenen Kranken. Springer, Berlin, Heidelberg, New York.

Jarskog,L.F., Xiao,H.,Wilkie,M.B., Lauder,J.M., Gilmore,J.H. (1997). Cytokine regulation of embryonic rat dopamine and serotonin neuronal survival in vitro. Int. J. Devl. Neuroscience, 15, 711-716.

Joffe,R.T., Bagby,R.M., Levitt,A.J., Regan,J.J., Parker,J.D. (1993). The tridimensional personality questionnaire in major depression. American J. of Psychiatry 150, 959-960.

Julkunen,I., Melen,K., Nyqvist,M., Pirhonen,J., Sareneva,T., Matikainen,S. (2000). Inflammatory responses in influenza A virus infection. Vaccine 19, 32-37.

Jun,T.Y., Lee,K.U., Pae,C.U., Chae,J.H., Bahk,W.M., Kim,K.S., Han,H. (2003). Polymorphisms of interleukin-4 promoter and receptor gene for schizophrenia in the Korean population. Psychiatry Clin. Neurosci. 57, 283-288.

Kathmann,N., Hochrein,A., Uwer,R., Bondy,B. (2003). Deficits in gain of smooth pursuit eye movements in schizophrenia and affective disorder patients and their unaffected relatives. Am. J. Psychiatry 160, 696-702.

Karoum,F., Chrapusta,S.J., Egan,M.F. (1994). 3-Methoxytyramine is the major metabolite of released dopamine in the rat frontal cortex: reassessment of the effects of antipsychotics on the dynamics of dopamine release and metabolism in the frontal cortex, nucleus accumbens, and striatum by a simple two pool model. J. Neurochem. 63, 972-979.

Kelso,A. (1998). Cytokines: principles and prospects. Immunol. Cell Biol. 76, 300-317.

Kendler,K.S. (1985). Diagnostic approaches to schizotypal personality disorder: a historical perspective. Schizophr. Bull. 11, 538-553.

Kendler,K.S., Gruenberg,A.M., Kinney,D.K. (1994). Indepedent diagnosis of adoptees and relatives as defined by DSM-III in the provincial and national samples of the Danish adoption study of schizophrenia. Arch. Gen. Psychiatry 51, 456-468.

Kiecolt-Glaser,J.K., McGuire,L., Robles,T.F., Glaser,B.S. (2002). Psychoneuroimmunology and psychosomatic medicine: Back to the future. Psychosomatic Medicine 64, 15-28.

Kiecolt-Glaser,J.K., McGuire,L., Robles,T.F., Glaser,B.S. (2002). Emotions, morbidity, and mortality: new perspectives from psychoneuroimmunology. Annu. Rev. Psychol. 53, 83-107.

Kim,M-S., Cho,S-S., Kang,K-W., Hwang,J-L., Kwon,J.S. (2002). Electrophysiological correlates of personality dimensions measured by Temperament and Character Inventory. Psychiatry and Clin. Neurosciences 56, 631-635.

Kim,S.J, Kim,Y.S, Lee,H.S., Kim,S.Y, Kim,C.H. (2006). An interaction between the serotonin transporter polymorphisms contributes to harm avoidance and reward dependence traits in normal healthy subjects. J. Neural. Transm. 113, 877-886.

Kim,Y.K., Kim,L., Lee,M.S. (2000). Relationships between interleukins, neurotransmitters and psychopathology in drug-free male schizophrenics. Schizophr. Res. 44, 165-175.

Kim,Y.K., Lee,M.S., Suh,K.Y. (1998). Decreased IL-2 production in Korean schizophrenic patients. Biol. Psychiatry 43, 701-704.

Kirckpatrick,B., Buchanan,R.W., Ross,D.E., Carpenter,W.T. (2001). A separate disease within a syndrome of schizophrenia. Arch. Gen. Psychiatry 58, 165-171.

Kirkpatrick,B., Castle,D., Murray,R.M., Carpenter,W.T. (2000). Risk factors for the deficit syndrome in the Irish study of high-density schizophrenia families. Am. J. Psychiatry 157, 1071-1076.

Kläning,U. (1996). Schizophrenia in twins: incidence and risk factors. Unpublished Doctoral dissertation, University of Aarhus, Denmark.

Knight,J., Knight,A., Ungvari,G. (1992). Can autoimmune mechanisms account for the genetic predisposition to schizophrenia? Br. J. Psychiatry 160, 533-540.

Koeppl,P.M., Bolla-Wilson,K., Bleecker,M.L. (1989). The MMPI: regional difference or normal aging? J. Gerontol. 44, 95-99.

Kotler,M., Barak,P., Cohen,H., Averbuch,I.E., Grinshpoon,A., Gritsenko,I. (1999). Homocidal behaviour in schizophrenia associated with a genetic polymorphism determining low catechol-O-methyltransferase (COMT) activity. Am. J. Med. Genet. 88, 628-633.

Kremen,W.S., Faraone,S.V., Toomey,R., Seidman,L.J., Tsuang, M.T. (1998). Sex differences in self-reported schizotypal traits in relatives of schizophrenic probands. Schizophr. Res. 34, 27-37.

Kündig,T.M., Schorle,H., Bachmann,M.H., Hengartner,H., Zinkernagel,R.M., Horak,I. (1993). Immune responses in interleukin-2 deficient mice. Science 262, 1059-1061.

Kunugi,H., Nanko,S., Takei,N., Saito,K., Hayashi,N., Kazamatsuri,H. (1995). Schizophrenia following in utero exposure to the 1957 influenza epidemics in Japan. Am. J. Psychiatry 152, 450-452.

Lachman,H.M., Nolan,K.A., Mohr,P., Saito,T., Volava,K. (1998). Association between catechol-O-methyltransferase genotype and violence in schizophrenia and schizoaffective disorder. Am. J. Psychiatry 155, 835-837.

Lachman,H.M., Papolos,D.F., Saito,T., Yu,Y.M., Szumlanski,C.L., Weinshilboum,R.M. (1996). Human catechol-O-methyltransferase pharmacogenetics: description of a functional polymorphism and its potential application to neuropsychiatric disorders. Pharmacogenetics 6, 243-250.

Lesch,K.P., Bengel,D., Heils,A., Sabol,S.Z., Greenberg,B.D., Petri,S., Benjamin,J., Muller,C.R., Hamer,D.H., Murphy,D.L. (1996). Association of anxiety-related traits with a polymorphism in the serotonin transporter gene regulatory region. Science 274, 1527-1531.

Licinio,J., Seibyl,J.P., Altemus,M., Charney,D.S., Krystal,J.H. (1993). Elevated CSF levels of interleukin-2 in neuroleptic-free schizophrenic patients. Am. J. Psychiatry 150, 1408-1410.

Licino,J., Wong,M.L. (1997). Pathways and mechanisms for cytokine signaling of the central nervous system. J. Clin. Invest. 100, 2941-2947.

Li-Weber,M., Krammer,P.H. (2003). Regulation of IL-4 gene expression by T cells and therapeutic perspectives. Nature 3, 534-543.

Lorenz,H.M., Antoni,C., Valerius,T., Repp,R., Grunke,M., Schwerdtner,N. (1995). In vivo blockade of TNF-alpha by intravenous infusion of a chimeric monoclonal TNF-alpha antibody in patients with rheumatoid arthritis. Short term cellular and molecular effects. J. Immunol. 156, 1646-1653.

Lucki,I. (1998). The spectrum of behaviours influenced by serotonin. Biol. Psychiatry 44, 151-161.

Machon,R.A., Mednick,S.A., Huttunen,M.O. (1997). Adult major affective disorder after prenatal exposure to an influenza epidemic. Arch. Gen. Psychiatry 54, 322-328.

Machon,R.A., Huttunen,M.O., Mednick,S.A., Sinivuo,J., Tanskanen,A., Bunn,W.J., Henriksson,M., Pyhala,R. (2002). Adult schizotypal personality characteristics and prenatal influenza in a Finnish birth cohort. Schizophr. Res. 54, 7-16.

Matsui,M., Sumiyoshi,T., Niu,L., Kurokawa,K., Kurachi,M. (2002). Minnesota Multiphasic Personality Inventory profile characteristics of schizotypal personality disorder. Psychiatry and Clinical Neurosciences, 56, 443-452.

Matthysse,S., Baldessarini,R.J. (1972). S-adenosylmethionine and catechol-O-methyltransferase in schizophrenia. Am. J. Psychiatry 128, 1310-1312.

McAllister,C.G., van Kammen,D.P., Rehn,T.J., Miller,A.L., Gurklis,J., Kelley,M.E., Yao,J., Peters,J.L. (1995). Increases in CSF levels of interleukin-2 in schizophrenia: effects of recurrence of psychosis and medication status. Am. J. Psychiatry 152, 1291-1297.

McCrae,R.R., Costa,P.T. (1983). Social desirability scales: More substance than style. J. of Consulting and Clin. Psychology 51, 882-888.

McGrath,J.J., Pemberton,M.R., Welham,J.L., Murray,R.M. (1994). Schizophrenia and the influenza epidemics of 1954, 1957 and 1959: a southern hemisphere study. Schizophr. Res. 14, 1-8.

McGuffin,P., Owen,M.J., Farmer,A.E. (1995). Genetic basis of schizophrenia. Lancet 346, 678-682.

McNeil,T.F., Cantor-Graae,E., Weinberger,D.R. (2000). Relationship of obstetric complication and differences in size of brain structures in monozygotic twin pairs discordant for schizophrenia. Am. J. Psychiatry 157, 203-312.

Mednick,S.A., Machon,R.A., Huttunen,M.O., Bonnett,D. (1988). Adult schizophrenia following prenatal exposure to an influenza epidemic. Arch. Gen. Psychiatry 45, 189-192.

Meehl,P.E. (1962). Schizotaxia, schizotypy, schizophrenia. American Psychologist 17, 827-838.

Meehl, P.E. (1989). Schizotaxia revisited. Arch. Gen. Psychiatry 46, 935-944.

Meehl,P.E. (1990). Toward an intergrated theory of schizotaxia, schizotypy, and schizophrenia. J. Personality Disorders 4, 1-99.

Mehler,M.F., Goldstein,H., Kessler,J.A. (1996). Effects of cytokines on CNS cells: neurons. In: Ransohoff,R.M., Benveniste,E.N. Cytokines and the CNS. CRC Press, Boca Raton, 115-150.

Meira-Lima,I.V., Pereira,A.C., Mota,G.F., Floriano,M., Araujo,F., Mansur,A.J., Krieger,J.E., Vallada,H. (2003). Analysis of a polymorphism in the promoter region of the tumor necrosis factor alpha gene in schizophrenia and bipolar disorder: further support for an association with schizophrenia. Mol. Psychiatry 8, 718-720.

Merritt,R.D., Balogh,D.W., DeVinney,S.E. (1993). Use of the MMPI to assess the construct validity of the revised social anhedonia scale as an index of schizotypy. J. Personality Assessment 60, 227-238.

Milicic,A., Lindheimer,F., Laval,S., Rudwaleit,M., Ackerman,H., Wordsworth,P., Hohler,T., Brown,M.A. (2000). Interethnic studies of TNF polymorphisms confirm the likely presence of a second MHC susceptibility locus in ankylosing spondylitis. Genes Immun. 1, 418-422.

Migues,P.V., Cammarota,M., Kavanagh,J., Atkinson,R., Powis,D.A., Rostas,J.A. (2007). Maturational changes in the subunit composition of AMPA receptors and the functional consequences of their activation in chicken forebrain. Dev. Neurosci. 29, 232-240.

Mittleman,B.B., Castellanos,F.X., Jacobsen,L.K., Rapoport,J.L., Swedo,S.E., Shearer,G.M. (1997). Cerebrospinal fluid cytokines in pediatric neuropsychiatric disease. J. Immunol. 159, 2994-2999.

Moldin,S.O., Gottesman,I.I., Erlenmeyer-Kimling,L. (1987). Psychometric validation of psychiatric diagnoses in the New York High-Risk study. Psychiatric Res. 22, 159-177.

Möller,H-J., Laux,G., Deister,A. (2001). Psychiatrie und Psychotherapie. 2. vollst. überarb. und erweiterte Auflage. Duale Reihe. Thieme, Stuttgart.

Monteleone,P., Fabrazzo,M., Tortorella,A., Maj,M. (1997). Plasma levels of interleukin-6 and tumor necrosis factor alpha in chronic schizophrenia: effects of clozapine treatment. Psychiatry Res. 71, 11-17.

Mössner,R., Heils,A., Stöber,G., Okladnova,O., Daniel,S., Lesch,K.P. (1998). Enhancement of serotonin transporter function by tumor necrosis factor alpha but not by interleukin-6. Neurochemistry International 33, 251-254.

Mössner,R., Daniel,S., Schmitt,A., Albert,D., Lesch,K.P. (2000). Modulation of serotonin transporter function by interleukin-4. Life Sci. 68, 873-880.

Mueller,N., Empl,M., Riedel,M., Schwarz,M., Ackenheil,M. (1997). Neuroleptic treatment increases soluble IL-2 receptors and decreases soluble IL-6 receptors in schizophrenia. Eur. Arch. Psych. Clin. Neuroscience 247, 308-313.

Mueller,N., Schwarz,M.J. (2007). Immunologische Aspekte bei schizophrenen Störungen. Nervenarzt 78, 253-263.

Mueller,R.B., Skapenko,A., Grunke,M., Wendler,J., Stuhlmuller,B., Kalden,J.R., Schulze-Koops,H. (2005). Regulation of myeloid cell function and major histocompatibility complex class II expression by tumor necrosis factor. Arthritis Rheum. 52, 451-460.

Munafo,M.R., Clark,T.G., Moore,L.R., Payne,E., Walton,R., Flint,J. (2003). Genetic polymorphisms and personality in healthy adults: a systematic review and meta-analysis. Mol. Psychiatry 8, 471-484.

Nakayama,E.E., Hoshino,Y., Xin,X., Liu,H., Goto,M., Watanabe,N., Taguchi,H., Hitani,A., Kawana-Tachikawa,A., Fukushima,M., Yamada,K., Sugiura,W., Oka,S.I., Ajisawa,A., Sato,H., Takebe,Y., Nakamura,T., Nagai,Y., Iwamoto,A., Shioda,T. (2000). Polymorphism in the interleukin-4 promoter affects acquisition of human immunodeficiency virus type 1 syncytium-inducing phenotype. J. Virol. 74, 5452-5459.

Nickola,T.J., Ignatowski,T.A., Reynolds,J.L., Spengler,R.N. (2001). Antidepressant drug-induced alterations in neuron-localized tumor necrosis factor-alpha mRNA and alpha(2)-adrenergic receptor sensitivity. J. Pharmacol. Exp. Ther. 297, 680-687.

Nielson,D.A., Goldman,D., Virkkunen,M., Tokola,R., Rawlings,R., Linnoila,M. (1994). Suicidality and 5-hydroxyindoleacetic acid concentration associated with a tryptophan hydroxylase polymorphism. Arch. Gen. Psychiatry 51, 34-38.

Noble,E.P., Ozkaragoz,T.Z., Ritchie,T.L., Zhang,X., Belin,T.R., Sparkes,R.S. (1998). D2 and D4 dopamine receptor polymorphisms and personality. Am. J. Med. Genet. 81, 257-267.

Noga,J.T., Bartley,A.J., Jones,D.W., Torrey,E.F., Weinberger,D.R. (1996). Cortical gyral anatomy and gross brain dimensions in moncygotic twins discordant for schizophrenia. Schizophr. Res. 22, 27-40.

Noguchi,E., Shibasaki,M., Arinami,T., Takeda,K., Yokouchi,Y., Kawashima,T., Yanagi,H., Matsui,A., Hamaguchi,H. (1998). Association of asthma and the interleukin-4 promoter gene in Japanese. Clin. Exp. Allergy 28, 449-453.

Norman,W.T. (1963). Toward an adequate taxonomy of personality attributes. J. of Abnormal and Social Psychology, 66, 574-583.

O'Callaghan,E., Sham,P., Takei,N., Glover,G., Murray,R.M. (1991). Schizophrenia after prenatal exposure to 1957 A2 influenza epidemic. Lancet 337, 1248-1250.

Ohara,K., Xu,H.D., Matsunaga,T., Xu,D.S., Huang,X.Q., Gu,G.F., Hohara,K., Wang,Z.C. (1998). Cerebral ventricle-brain ratio in monocygotic twins discordant for schizophrenia. Prog. Neuropsychopharmacol. Biol. Psychiatry 22, 1043-1050.

O´Shea,J.J., Ma,A., Lipsky,P. (2001). Cytokines and Auotimmunity. Nat. Rev. Immunol. 2, 37-45.

Ogura,C., Hirano,K., Nageishi,Y., Takeshita,S., Fukao,K., Hokama,H., Ohta,H., Arakaki,H. (1994). Deviate P200 and P300 in non-patient college students with high scores on the schizophrenia scale of the Minnesota Multiphasic Personality Inventory (MMPI). Int. J. Psychophysiol. 16, 89-97.

Oken,R.J., Schulzer,M.A. (1999). At issue: schizophrenia and rheumatoid arthritis: the negative association revisited. Schizophr. Bull. 25, 625-638.

Ono,Y., Manki,H., Yoshimura,T., Mizushima,H., Higuchi,S., Yagi,G., Kanba,S., Asai,M. (1997). Association between dopamine D4 receptor (D4DR) exon III polymorphism and novelty seeking in Japanese subjects. Am. J. Med. Genet. 74, 501-503.

Paterson,G.J., Ohashi,Y., Reynolds,G.P., Pratt,J.A., Morris,B.J. (2006). Selective increases in the cytokine, TNFalpha, in the prefrontal cortex of PCP-treated rats and human schizophrenic subjects: influence of antipsychotic drugs. J. Psychopharmacol. 20, 636-642.

Paunio,T., Ekelund,J., Varilo,T., Parker,A., Hovatta,I., Turunen,J.A., Rinard,K., Foti,A., Terwilliger,J.D., Juvonen,H., Suvisaari,J., Arajarvi,R., Suokas,J., Partonen,T., Lonnqvist,J., Meyer,J., Peltonen,L. (2001). Genome-wide scan in a nationwide study sample of schizophrenia families in Finland reveals susceptibility loci on chromosomes 2q and 5q. Hum. Mol. Genet. 10, 3037-3048.

Persson,M.L., Wasserman,D., Geijer,T., Jonsson,E.G., Terenius,L., Gyllander,A. (1997). Tyrosine hydroxylase (TCAT)(n) repeat polymorphism on personality traits. Psychiatry Res. 72, 73-80.

Petitto,J.M., McNamara,R.K., Gendreau,P.L., Huang,Z., Jackson,A.J. (1999). Impaired learning and memory and altered hippocampal neurodevelopment resulting from interleukin-2 gene deletion. J. Neuroscience Res. 56, 441-446.

Pietraszek,M., Nagel,J., Gravius,A., Schafer,D., Danysz,W. (2007). The role of group I metabotropic glutamate receptors in schizophrenia. Amino Acids. 32, 173-178.

Pizzi,C., Caraglia,M., Cianciulli,M., Fabbrocini,A., Libroia,A., Matano,E., Contegiacomo,A., Del Prete,S., Abbruzzese,A., Martignetti,A., Tagliaferri,P., Bianco,A.R. (2002). Low-doses recombinant IL-2 induces psychological changes: monitoring by Minnesota Multiphasic Personality inventory (MMPI). Anticancer Res. 22, 727-732.

Poitou,P., Assicot,M., Bohoun,C. (1974). Soluble and membrane catechol-O-methyltransferase in red blood cells of schizophrenic patients. Biomedicine 21, 91-93.

Popova,N.K., Vishnivetskaya,G.B., Ivanova,E.A., Skrinskaya,J.A., Seif,I. (2000). Altered behavior and alcohol tolerance in transgenic mice lacking MAO A: a comparison with effects of MAO A inhibitor clorgyline. Pharmacol. Biochem. Behav. 67, 719-727.

Potvin,S., Stip,E., Sepehry,A.A., Gendron,A., Bah,R., Kouassi,E. (2008). Inflammatory cytokine alterations in schizophrenia: a systemic quantitative review. Biol. Psychiatry 15, 801-808.

Pujol,J., Lopez,A., Deus,J., Cardoner,N., Vallejo,J., Capdevila,A., Paus,T. (2002). Anatomical variability of human personality. NeuroImage 15, 847-855.

Rado,S. (1953). Dynamics and classification of disordered behavior. Am. J. Psychiatry 110, 406-426.

Rapaport,M.H., Lohr,J.B. (1994). Serum-soluble interleukin-2 receptors in neuroleptic-naive schizophrenic subjects and in medicated schizophrenic subjects with and without tardive dyskinesia. Acta. Psychiatr. Scand. 90, 311-315.

Rapaport,M.H., McAllister,C.G., Kim,Y.S., Han,J.H., Pickar,D., Nelson,D.L., Kirch,D.G., Paul,S.M. (1994). Increased serum soluble interleukin-2 receptors in Caucasian and Korean schizophrenic patients. Biol. Psychiatry 35, 767-771.

Rapaport,M.H., McAllister,C.G., Pickar,D., Tamarkin,L., Kirch,D.G., Paul,S.M. (1997). CSF IL-1 and IL-2 in medicated schizophrenic patients and normal volunteers. Schizophr. Res. 25, 123-129.

Rapaport,M.H., Torrey,E.F., McAllister,C.G., Nelson,D.L., Pickar,D., Paul,S.M. (1993). Increased serum soluble interleukin-2 receptors in schizophrenic monozygotic twins. Eur. Arch. Psych. Clin. Neuroscience 243, 311-315.

Rasmussen,B.A., O´Neil,J., Manaye,K.F., Perry,D.C., Tizabi,Y. (2007). Long-term effects of developmental PCP administration on sensorimotor gating in male and female rats. Psychopharmacology 190, 43-49.

Reichenberg,A., Yirmiya,R., Schuld,A., Kraus,T., Haack,M., Morag,A., Pollmacher,T. (2001). Cytokine-associated emotional and cognitive disturbances in humans. Arch. Gen. Psychiatry 58, 445-452.

Reif,A., Lesch,K-P. (2002). Toward a molecular architecture of personality. Behavioural Brain Res. 139, 1-20.

Ricci,M., Matucci,A., Rossi,O. (1997). IL-4 as a key factor influencing the development of allergen-specific Th-2-like cells in atopic individuals. J. Invest. Allergol. Clin. Immunol. 7, 144-150.

Riedel,M., Kronig,H., Schwarz,M.J., Engel,R.R., Kuhn,K.U., Sikorski,C., Sokullu,S., Ackenheil,M., Moller,H.J., Muller,N. (2002). No association between the G308A polymorphism of the tumor necrosis factor-alpha gene and schizophrenia. Eur. Arch. Psychiatry Clin. Neurosci. 252, 232-234.

Roach,D.R., Bean,A.G., Demangel,C., France,M.P., Briscoe,H., Britton,W.J. (2002). TNF regulates chemokine induction essential for cell recruitment, granulome formation, and clearance of mycobacterial infection. J. Immunol. 168, 4620-4627.

Rosenberg,S., Templeton,A.R., Feigin,P.D., Lancet,D., Beckmann,J.S., Selig,S., Hamer,D.H., Skorecki,K.(2006). The association of DNA sequence variation at the MAOA genetic locus with quantitative behavioural traits in normal males. Hum. Genet. 120, 447-459.

Rosenwasser,L.J., Klemm,D.J., Dresback,J.K., Inamura,H., Mascali,J.J., Klinnert,M., Borish,L. (1995). Promoter polymorphisms in the chromosome 5 gene cluster in asthma and atopy. Clin. Exp. Allergy 25, 74-78.

Rothwell,N.J., Strijbos,P.J. (1995). Cytokines in neurodegeneration and repair. Int. J. Dev. Neurosci. 13, 179-185.

Rubinstein,G. (1997). Schizophrenia, rheumatoid arthritis and natural resistance genes. Schizophr. Res. 25, 177-181.

Samochowiec,J., Rybakowski,F., Czerski,P., Zakrzewska,M., Stephien,G., Pelka-Wysiecka,J., Horodnicki,J., Rybakowski,J.K., Hauser,J. (2001). Polymorphism in the dopamine, serotonin, and norepinephrine transporter genes and their relationship to temperamental dimensions measured by the temperament and character inventory in healthy volunteers. Neurobiol. 43, 248-253.

Scharfetter,C. (1968). Zur Erbbiologie der symbiontischen Psychosen. Arch. Psychiat. Nervenkr. 211, 405-413.

Schorle,H., Holtschke,T., Hünig,T., Schimpl,A., Horak,I. (1991). Development and function of T cells in mice rendered interleukin-2 deficient by gene targeting. Nature 352, 621-624.

Schwab,S.G., Hallmayer,J., Albus,M., Lerer,B., Eckstein,G.N., Borrmann,M., Segman,R.H., Hanses,C., Freymann,J., Yakir,A., Trixler,M., Falkai,P., Rietschel,M., Maier,W., Wildenauer,D.B. (2000). A genome-wide autosomal screen for schizophrenia susceptibility loci in 71 families with affected siblings: support for loci on chromosome 10p and 6. Mol. Psychiatry 5, 638-649.

Schwab,S.G., Mondabon,S., Knapp,M., Albus,M., Hallmayer,J., Borrmann-Hassenbach,M., Trixler,M., Groß,M., Schulze,T.G., Rietschel,M., Lerer,B., Maier,W., Wildenauer,D.B. (2003). Assosciation of tumor necrosis factor gene–G308A polymorphism with schizophrenia. Schizophr. Res. 65,19-25.

Schwarz,M.J., Chiang,S., Müller,N., Ackenheil,M. (2001). T-helper-1 and T-helper-2 responses in psychiatric disorders. Brain Behav. Immun. 15, 340-370.

Schwarz,M.J., Krönig,H., Riedel,M., Dehning,S., Douhet,A., Spellman,I., Ackenheil,M., Möller,H.J., Müller,N. (2006). IL-2 and IL-4 polymorphisms as candidate genes in schizophrenia. Eur. Arch. Psychiatry Clin. Neurosci. 256, 72-76.

Seo,S.H., Webster,R.G. (2002). Tumor necrosis factor alpha exerts powerful anti-influenza virus effects in lung epithelial cells. J. Virol. 76, 1071-1076.

Seo,S.H., Hoffmann,E., Webster,R.G. (2002). Lethal H5N1 influenza viruses escape host anti-viral cytokine responses. Nat. Med. 8, 950-954.

Seto,D., Kar,S., Quirion,R. (1997). Evidence for direct and indirect mechanisms in the potent modulatory action of interleukin-2 on the release of acetycholin in rat hippocampal slices. Brit. J. Pharmacol. 120, 1151-1157.

Sham,P.C., MacLean,C.J., Kendler,K.S. (1993). Risk of schizophrenia and age difference with older siblings. Evidence for a maternal viral infection hypothesis? Br. J. Psychiatry 163, 627-633.

Shiraishi,H., Suzuki,A., Fukasawa,T., Aoshima,T., Ujiie,Y., Ishii,G., Otani,K. (2006). Monoamine oxidase A gene promoter polymorphism affects novelty seeking and reward dependence in healthy study participants. Psychiatr. Genet. 16, 55-58.

Sholl-Franco,A., Azevedo Figueiredo,K.G., Giestal de Araujo,E. (2001). Interleukin-2 and interkeukin-4 increase the survival of retinal ganglion cells in culture. Neuroreport 12, 109-112.

Siever,L.J. (1985). Biological markers in schizotypal personality disorder. Schizophr. Bull. 11, 564-575.

Siira,V., Wahlberg,K.E., Miettunen,J., Lasky,K., Pekka Tienari,P.T. (2004). Psychometric deviance measured by MMPI in adoptees at high risk for schizophrenia and their adoptive controls. J. Pers. Assess. 83, 14-21.

Simon,H.A. (1962). The architecture of complexity. Proc. Am. Philos. Soc. 106, 467-482.

Song,C., Lin,A., Kenis,G., Bosmans,E., Maes,M. (2000). Immunosuppressive effects of clozapine and haloperidol: enhanced production of the interleukin-1 receptor antagonist. Schizophr. Res. 42, 157-164.

Spector,T.D., Silman,A.J. (1990). Rheumatoid arthritis, diabetes, and schizophrenia. Lancet 335, 228-229.

Spellberg,B., Edwards,J.E.Jr. (2001). Type1/ type 2 immunity in infectious diseases. Clin. Infect. Dis. 32, 76-102.

Spoont,M.R. (1992). Modulatory role of serotonin in neural information processing: Implications for human psychopathology. Psychol. Bull. 112, 330-350.

Stallings,M.C., Hewitt,J.K., Cloninger,C.R., Heath,A.C., Eaves,L.J. (1994). Genetic and environmental structure of the tridimensional personality questionnaire: three of four primary temperament dimensions. J. of Personality and Social Psychology 70, 127-140.

Steiner,G., Tohidast-Akrad,M., Witzmann,G., Vesely,M., Studnicka-Benke,A., Gal,A. (1999). Cytokine production by synovial T cells in rheumatoid arthritis. Rheumatology 38, 202-213.

Steinke,J.W., Borish,L. (2001). Th-2 cytokines and asthma. Interleukin-4: its role in the pathogenesis of asthma, and targeting it for asthma treatment with interleukin-4 receptor antagonists. Respir. Res. 2, 66-70.

Steinmeyer,E.M., Klosterkötter,J., Möller,H.J., Saß,H., Herpertz,S., Czernik,A., Marcea,J.T., Matakas,F., Mehne,J., Bottländer,H., Hesse,W., Steinbring,I., Pukrop,R. (2002). Persönlichkeit und Persönlickeitsstörungen I. Zur Universalität und Sensitivität dimensionaler Persönlichkeitsstörungen. Fortschr. Neurol. Psychiat. 70, 630-640.

Steinmeyer,E.M., Pukrop,R., Herpertz,S., Saß,H. (1994). Facettentheoretische Konstruktvalidierung von NEO-FFI und SFT. In: Möller,H-J., Engel,R.R., Hoff,R. Befunderhebung in der Psychiatrie. Springer Verlag, München.

Syvanen,A.C., Tilgmann,C., Rinne,J., Ulmanen,I., (1997). Genetic polymorphism of catechol-O-methyltransferase (COMT): correlation of genotype with individual variation of S-COMT activity and comparison of the allele frequencies in the normal population and parkinsonian patients in Finland. Pharmacogenetics 7, 65-71.

Szelenyi,J. (2001). Cytokines and the central nervous system. Brain Res. Bull. 54, 329-338.

Tan,E.C., Chong,S.A., Tan,C.H., Teo,Y.Y., Peng,K., Mahendran,R. (2003). Tumor necrosis factor-alpha gene promoter polymorphisms in chronic schizophrenia. Biol. Psychiatry 54, 1205-1211.

Tancredi,V., Zona,C., Velotti,F., Eusebi,F., Santoni,A. (1990). Interleukin-2 suppresses established long-term potentiation and inhibits its induction in the rat hippocampus. Brain Res. 525, 149-151.

Thaker,G., Adami,H., Moran,M., Lahti,A., Cassady,S. (1993). Psychiatric illness in families of subjects with schizophrenia-spectrum disorders: high morbidity risks for unspecified functional psychoses and schizophrenia. Am. J. Psychiatry 150, 66-71.

Theodoropoulou,S., Spanakos,G., Baxevanis,C.N., Economou,M., Gritzapis,A.D., Papamichail,M.P., Stefanis,C.N. (2001). Cytokine serum levels, autologous mixed lymphocyte reaction and surface marker analysis in never medicated and chronically medicated schizophrenic patients. Schizophr. Res. 47, 12-25.

Todd,A.L., Gynther,M.D. (1998). Have MMPI MF scale correlates changed in the past 30 years? J. Clin. Psychol. 44, 505-510.

Torgersen,S. (1985). Relationship of schizotypal personality disorder to schizophrenia: genetics. Schizophr. Bull. 11, 554-563.

Torrey,E.F., Miller,J., Rawlings,R., Yolken,R.H. (1997). Seasonality of births in schizophrenia and bipolar disorder: a review of the literature. Schizophr. Res. 28, 1-38.

Torrey,E.F., Yolken,R.H. (2001). The schizophrenia-rheumatoid arthritis connection: infectious, immune, or both? Brain Behav. Immun. 15, 401-410.

Tse,W.S., Bond,A.J. (2001). Serotonergic involvement in the psychosocial dimension of personality. J. Psychopharm. 15, 195-198.

Tsuang,M.T. (1982). Long-term outcome in schizophrenia. TINS 5, 203-207.

Tsuang,M.T., Gilbertson,M.W., Faraone,S.V. (1991). Genetic transmission of negative and positive symptoms in the biological relatives of schizophrenics. In: Marneros,A., Tsuang,M.T., Andreasen,N. Positive vs. negative schizophrenia. Springer, New York, 265-291.

Tsuang,M.T., Stone,W.S., Tarbox,S.I., Faraone,S.V. (2002). An integration of schizophrenia with schizotypy: identification of schizotaxia and implications for research on treatment and prevention. Schizophr. Res. 54, 169-175.

Van Jaarsveld,C.H., Otten,H.G., Jacobs,J.W., Kruize,A.A., Brus,H.L. (1998). Association of HLA-DR with susceptibility to and clinical expression of rheumatoid arthritis: re-evaluation by means of genomic tissue typing. Br. J. Rheumatol. 37, 411-416.

Van Reeth,K. (2000). Cytokines in the pathogenesis of influenza. Vet. Microbiol. 74, 109-116.

Venables,P.H. (1996). Schizotypy and maternal exposure to influenza and to cold temperature: the Mauritius study. J. Abnorm. Psychol. 105, 53-60.

Vestre,N.D., Watson,C.G. (1972). Behavioral correlates of the MMPI Paranoia scale. Psychol. Rep. 31, 851-854

Vollema, M.G., Sitskoorn,M.M., Appels,M.C.M., Kahn,R.S. (2002). Does the Schizotypal Personality Questionnaire reflect the biological-genetic vulnerability to schizophrenia? Schizophr. Res. 54, 39-45.

Waguespack,P.J., Banks,W.A., Kastin,A. (1994). Interleukin-2 does not cross the blood-brain barrier by a saturable transport system. Brain Res. Bull. 34, 103-109.

Walters,G.D. (1983). The MMPI and schizophrenia: review. Schizophr. Bull. 9, 226-246.

Wass,C., Archer,T., Palsson,E., Fejgin,K., Alexandersson,A., Klamer,D., Engel,J.A., Svensson,L. (2006). Phencyclidine affects memory in a nitric oxide-dependent manner: working and reference memory. Behav. Brain Res. 174, 49-55.

Watson,C.G., Kucala,T., Tilleskjor,C., Jacobs,L. (1984). Schizophrenic birth seasonality in relation to incidence of infectious diseases and temperature extremes. Arch. Gen. Psychiatry 41, 85-90.

Weizmann,R., Bessler,H. (1999). Cytokines: stress and immunity – an overview. In: Plotnikoff,N.P., Faith,R.E., Murgo,A.J., Good,R.A. Cytokines: stress and immunity. CRC Press, Boca Raton, 1-15.

White,H.L., McLeod,M.N., Davidson,J.R. (1976). Catechol-O-methyltransferase in red blood cells of schizophrenic, depressed, and normal human subjects. Br. J. Psychiatry 128, 184-187.

Wichers,M., Maes,M. (2002). The psychoimmuno-pathophysiology of cytokine-induced depression in humans. Int. J. Neuropsychopharmacol. 5, 375-388.

Wills,T.A., Vaccaro,D., McNamara,G. (1994). Novelty seeking, risk taking and related constructs as predictors of adolescent substance use: an application of Cloningers theory. J. of Substance Abuse 6, 1-20.

Wilson,A.G., Symons,J.A., McDowell,T.L., McDevitt,H.O., Duff,G.W. (1996). Effects of a polymorphism in the human tumor necrosis factor alpha promoter on transcriptional activation. Proc. Natl. Acad. Sci. USA 94, 3195-3199.

Wong,M.L., Licino,J. (1994). Localization of stem cell factor mRNA in adult rat hippocampus. Neuroimmunomodulation 1, 181-187.

Wright,P., Nimgaonkar,V.L., Donaldson,P.T., Murray,R.M. (2001). Schizophrenia and HLA: a review. Schizophr. Res. 47, 1-12.

Yang,Z.W., Chengappa,K.N., Shurin,G., Brar,J.S., Rabin,B.S., Gubbi,A.V., Ganguli,R. (1994). An association between anti-hippocampal antibody concentration and lymphocyte production of IL-2 in patients with schizophrenia. Psychol. Med. 24, 449-455.

Youn,T., Lyoo,I.K., Kim,J-J., Park,H-J., Ha,K-S., Lee,D.S., Abrams,K.Y., Lee,M.C., Kwon,J.S. (2002). Relationship between personality trait and regional glucose metabolism assessed with positron emission tomography. Biol. Psychology 60, 109-120.

Zalcman,S.S. (2002). Interleukin-2-induced increases in climbing behavior: inhibition by dopamine D-1 and D-2 receptor antagonists. Brain Res. 944, 157-164.

Zalcman,S.S., Siegel,A. (2006). The neurobiology of aggression and rage: Role of cytokines. Brain Behav. Immun. 20, 507-514.

Zhang,X.Y., Zhou,D.F., Zhang,P.Y., Wu,G.Y., Cao,L.Y., Shen,Y.C. (2002). Elevated interleukin-2, interleukin-6 and interleukin-8 serum levels in neuroleptic-free schizophrenia: association with psychopathology. Schizophr. Res. 57, 247-258.

Zhao,B., Schwartz,J.P. (1998). Involvement of cytokines in normal CNS development and neurological diseases: Recent progress and perspectives. J. Neuroscience Res. 52, 7-16.

Zill,P., Buettner,A., Eisenmenger,W., Bondy,B., Ackenheil,M. (2004). Regional mRNA expression of a second tryptophan hydroxylase isoform in postmortem tissue sample of two human brains. Eur. Neuropsychopharmacol. 14, 282-284.

Zill,P., Büttner,A., Eisenmenger,W., Möller,H-J., Bondy,B., Ackenheil,M. (2004). Single nucleotide polymorphism and haplotype analysis of a novel tryptophan hydroxylase isoform (TPH2) gene in suicid victims. Biol. Psychiatry 56, 581-586.

Zuckermann,M., Cloninger,C.R. (1996). Relationship between Cloningers, Zuckermanns and Eysencks dimensions of personality. Personality and Individual Differences 21, 283-285.

8 Tabellenverzeichnis

Tabelle 4.1-1
Erfassung des Familienstands innerhalb des Probandenkollektivs

Tabelle 4.1-2
Erfassung der Schulabschlüsse innerhalb des Probandenkollektivs

Tabelle 4.1-3
Berufsgruppen innerhalb des Probandenkollektivs

Tabelle 4.2.1-1
Beobachtete und nach dem Hardy-Weinberg-Gesetz erwartete Genotypverteilung des TNF-alpha-Polymorphismus

Tabelle 4.2.1-2
Beobachtete Genotypverteilung des TNF-alpha-Polymorphismus bei Männern und Frauen

Tabelle 4.2.1-3
Genotypverteilung des TNF-alpha-Polymorphismus (A-Allel vorhanden versus A-Allel nicht vorhanden)

Tabelle 4.2.2-1
Beobachtete und nach dem Hardy-Weinberg-Gesetz erwartete Genotypverteilung des IL-2-Polymorphismus

Tabelle 4.2.2-2
Beobachtete Genotypverteilung des IL-2-Polymorphismus bei Männern und Frauen

Tabelle 4.2.2-3
Genotypverteilung des IL-2-Polymorphismus (G-Allel vorhanden versus G-Allel nicht vorhanden)

Tabelle 4.2.3-1
Beobachtete und nach dem Hardy-Weinberg-Gesetz erwartete Genotypverteilung des IL-4-Polymorphismus

Tabelle 4.2.3-2
Beobachtete Genotypverteilung des IL-4-Polymorphismus bei Männern und Frauen

Tabelle 4.2.3-3
Genotypverteilung des IL-4-Polymorphismus (T-Allel vorhanden versus T-Allel nicht vorhanden)

Tabelle 4.4.1-1
Zusammenhang zwischen TNF-alpha G308A Genotyp und Skala 8 (Schizophrenie) und Skala 6 (Paranoia) des MMPI-2

Tabelle 4.4.1-2
Zusammenhang zwischen TNF-alpha G308A Genotyp und den Harris-Lingoes-Subskalen Sc 5 (Ich-Mangel im Sinne von Hemmungsverlust), Sc 6 (bizarre Sinneswahrnehmungen) und Pa 1 (Verfolgungsgedanken)

Tabelle 4.4.1-3
Zusammenhang zwischen TNF-alpha G308A Genotyp und den Harris-Lingoes-Subskalen Sc 1 (mangelndes Vertrauen zu anderen), Sc 2 (inadäquater Affekt), Sc 3 (Ich-Mangel im Denken), Sc 4 (Ich-Mangel im Wollen), Pa 2 (Sensibilität) und Pa 3 (Naivität)

Tabelle 4.4.1-4
Zusammenhang zwischen TNF-alpha G308A Genotyp und den NEO-FFI-Skalen Neurotizismus, Extraversion, Offenheit, Verträglichkeit und Gewissenhaftigkeit

Tabelle 4.4.1-5
Zusammenhang zwischen TNF-alpha G308A Genotyp und den TCI-Skalen Neugierverhalten, Schadensvermeidung, Belohnungsabhängigkeit, Selbstlenkungsfähigkeit, Kooperativität und Selbsttranszendenz

Tabelle 4.4.2-1
Zusammenhang zwischen IL-2 T330G Genotyp und Skala 8 (Schizophrenie) und Skala 6 (Paranoia) des MMPI-2

Tabelle 4.4.2-2
Zusammenhang zwischen IL-2 T330G Genotyp und der Harris-Lingoes-Subskala Pa 3 (Naivität)

Tabelle 4.4.2-3
Zusammenhang zwischen IL-2 T330G Genotyp und den Harris-Lingoes-Subskalen Pa 1 (Verfolgungsgedanken) und Pa 2 (Sensibilität)

Tabelle 4.4.2-4
Zusammenhang zwischen IL-2 T330G Genotyp und den NEO-FFI-Skalen Neurotizismus, Extraversion, Offenheit, Verträglichkeit und Gewissenhaftigkeit

Tabelle 4.4.2-5
Zusammenhang zwischen IL-2 T330G Genotyp und den TCI-Skalen Neugierverhalten, Schadensvermeidung, Belohnungsabhängigkeit, Selbstlenkungsfähigkeit, Kooperativität und Selbsttranszendenz

Tabelle 4.4.3-1
Zusammenhang zwischen IL-4 C590T Genotyp und Skala 8 (Schizophrenie) und Skala 6 (Paranoia) des MMPI-2

Tabelle 4.4.3-2
Zusammenhang zwischen IL-4 C590T Genotyp und den NEO-FFI-Skalen Neurotizismus, Extraversion, Offenheit, Verträglichkeit und Gewissenhaftigkeit

Tabelle 4.4.3-3
Zusammenhang zwischen IL-4 C590T Genotyp und den TCI-Skalen Neugierverhalten, Schadensvermeidung, Belohnungsabhängigkeit, Selbstlenkungsfähigkeit, Kooperativität und Selbsttranszendenz

9 Grafikverzeichnis

Grafik 3.1-1
Mittlere Altersverteilung der Probanden (Ausreißer nicht dargestellt)

Grafik 4.3-1
Verteilung der Merkmalsausprägungen innerhalb der Probandenpopulation auf Skala 8 des MMPI-2

Grafik 4.3-2
Verteilung der Merkmalsausprägungen innerhalb der Probandenpopulation auf Skala 6 des MMPI-2

Grafik 4.4.1-1
Zusammenhang zwischen TNF-alpha G308A Genotyp und der Merkmalsausprägung auf Skala 8 (Schizophrenie) des MMPI-2

Grafik 4.4.2-1
Zusammenhang zwischen IL-2 T330G Genotyp und der Merkmalsausprägung auf Skala 6 (Paranoia) des MMPI-2

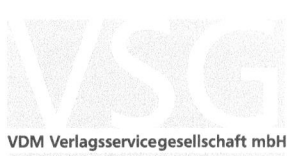

VDM Verlagsservicegesellschaft mbH

Die VDM Verlagsservicegesellschaft sucht für wissenschaftliche Verlage abgeschlossene und herausragende

Dissertationen, Habilitationen, Diplomarbeiten, Master Theses, Magisterarbeiten usw.

für die kostenlose Publikation als Fachbuch.

Sie verfügen über eine Arbeit, die hohen inhaltlichen und formalen Ansprüchen genügt, und haben Interesse an einer honorarvergüteten Publikation?

Dann senden Sie bitte erste Informationen über sich und Ihre Arbeit per Email an *info@vdm-vsg.de*.

Sie erhalten kurzfristig unser Feedback!

VDM Verlagsservicegesellschaft mbH
Dudweiler Landstr. 99
D - 66123 Saarbrücken
www.vdm-vsg.de

Telefon +49 681 3720 174
Fax   +49 681 3720 1749

Die VDM Verlagsservicegesellschaft mbH vertritt

 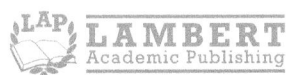 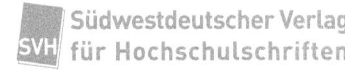

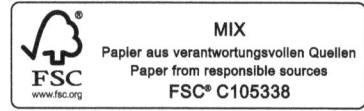

Printed by Books on Demand GmbH, Norderstedt / Germany